C L I N I C A L   R E A S O N I N G

간호대학생을 위한
임상적 추론

비판적 사고 함양을 통한

이윤정 · 김윤수 · 김혜원 · 장희경 공저

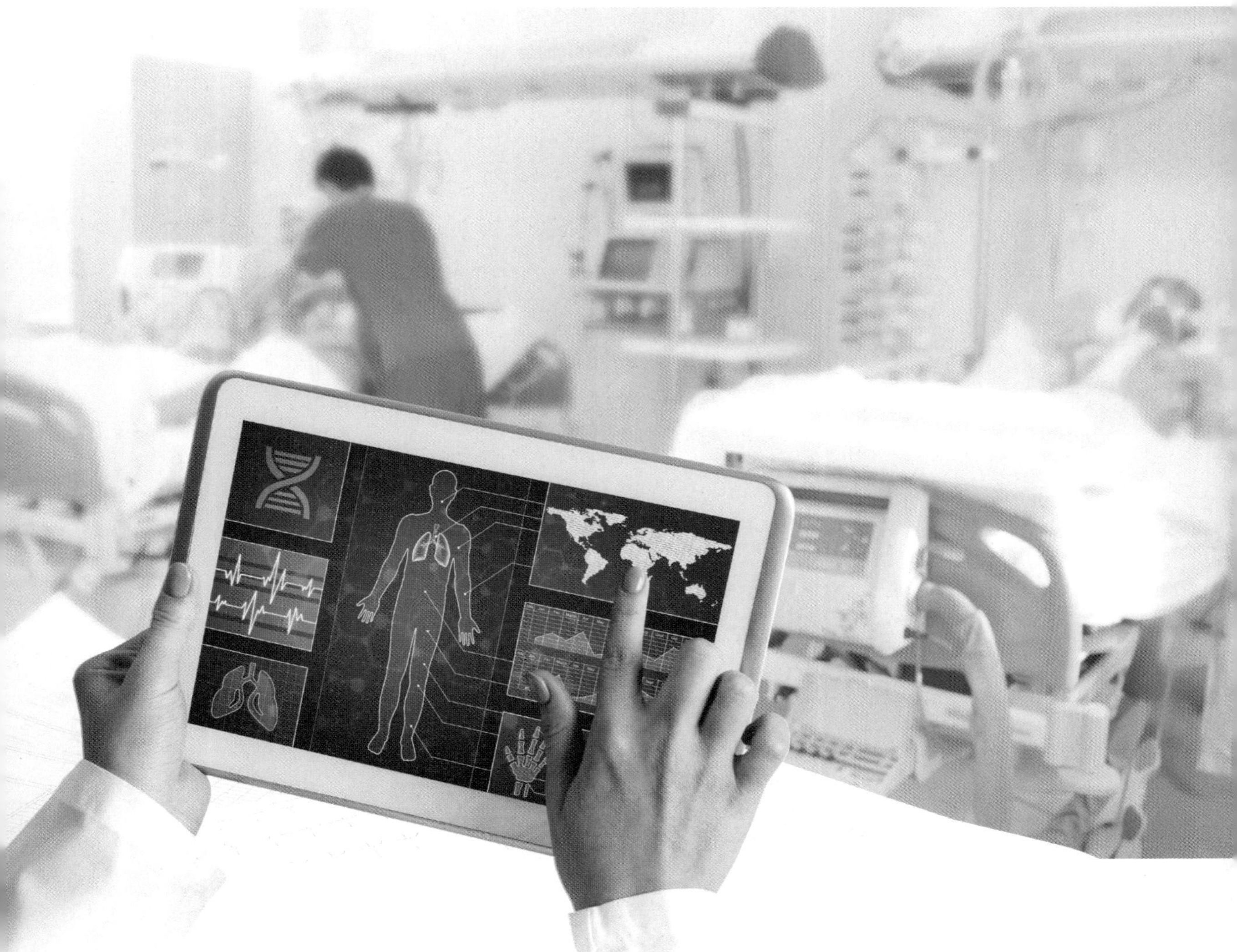

계축문화사

Preface

머리말

학생을 가르치면서 교수된 자에게 가장 도전이 되는 과업 중의 하나는 학생들에게 장차 간호현장에서 부딪치는 온갖 복잡한 상황을 하나하나 풀어나가는 방법을 알려주는 일이다. 이는 지식을 암기하거나 손기술을 쓴다고 습득할 수 있는 차원이 아니다. 학생들이 복잡한 간호상황에서 대상자를 중심으로 문제 해결의 실마리를 찾고 실천해나가는 것, 즉 임상적 추론 능력은 비판적 사고 함양 없이는 달성할 수 없는 것이다. 자, 우리 학생들은 어떻게 세상을 인식하고 해석하고 맥락을 읽어내며 합리적인 간호행위로 이어지는 훈련을 할 수 있을까? 그동안 비판적 사고 함양을 위해 전공강의와 실습현장에서 온갖 도구들을 동원해보았다. 브레인스토밍도 함께 하고 글쓰기도 하고 다양한 템플릿을 동원하여 사고 성향이나 사고력 측정도 해보았지만, 정말 간호사에게 필요한 체계적인 훈련 방법이 없을까 수년간 고민해왔다. 같은 고민을 하는 전국의 교수님들과 함께 나눌만한 좋은 길잡이를 이 책을 통해 제시하고 싶었다.

간호사에게 요구되는 능력 중 환자중심, 나아가 환자주도의 간호를 기획하고 수행하기 위해 이 책에서는 임상적 추론 능력 함양을 위해 구체적으로 설계된 비판적 사고의 차원과 기술, 간호과정, 개념지도, 그리고 시나리오를 통한 추론 연습 도구를 담았다. 특히 환자 고유의 맥락을 파악하고 이에 맞춘 간호 활동은 시간을 들인 사유 훈련과 성찰 없이는 이루어질 수 없기 때문이다. 이 책의 큰 장점은 간호사가 숨 쉬고 일하는 현실세계에서 본능처럼 신체에 녹아들어야 할 비판적 사고 능력을 실제적으로 함양할 수 있는 구체적인 방법을 제시하고 있다는 것이다. 강의실에서 교양과목으로 비판적 사고를 강의하면 철학의 범위가 커지거나, 전공과목으로 가면 간호과정이라는 틀 속에 제한되는 반면, 이 책을 통해 임상적 추론을 위한 기술을 하나하나 짚어나가다 보면 어느새 그 전과는 다른 사고과정과 절차를 꾸리고 있는 자신을 발견하게 될 것이다.

또 하나의 차별점은 간호대학생 수준에 따른 임상상황 시나리오를 다양하게 제시하였다는 점이다. 일반적으로 급박하게 돌아가는 병원 현장에서 의사의 지시와 관례적인 간호수행에 휘둘리지 않으면서 임상적 추론 기술을 어떻게 전개시킬 것인가를 실제적으로 연습해볼 수 있는 유용한 재료가 되리라 기대한다.

임상적 추론 훈련이 필수적임에도 불구하고 적절한 국내 교재를 구할 수 없었던 저자들의 고충을 이해하고 출판까지 이루어내신 계축문화사에 감사를 드린다.

2017년 입추를 앞두고

저자들 올림

차 례

Contents

제 1 장

비판적 사고와 임상적 추론

1. 비판적 사고, 임상적 추론, 임상적 판단의 관계
2. 비판적 사고의 요소
3. 비판적 사고의 개발
4. 임상적 판단의 향상 전략

비판적 사고와 임상적 추론

우리는 매일 문제에 부딪친다. 문제해결 방식이나 성격에 따라 어떤 이는 망설이지 않고 빠른 시간 내에 슬기롭게 해결하기도 하고, 또 어떤 이는 시간을 들여 고민만 하다가 상황이 더 악화되기도 한다. 문제를 만날 때 특히 왕성하게 작동하는 우리의 사고는 개인의 독특한 경험과 성향에서 비롯된다. 하지만 사고는 겉으로는 보이지 않는다는 특성이 있다. 성과 중심 세상에 사는 우리 대부분은, 결과가 좋으면 중간의 과정이나 사고 수준에서 얼마나 치열했는지는 굳이 따지지 않는다. 그러나 지적 진실성을 추구하는 대학과 연구현장, 그리고 임상현장에서는 특히 윤리의식과 인지능력이 관건이 된다.

임상적 추론은 비판적 사고를 통해 진행된다. 전문직 간호사의 핵심역량은 임상추론 능력이다. 최근 간호교육계에서 간호역량(nursing competency)의 중요성이 강조되고 있다. 이는 간호역량이 기반 교육과정 개발 및 운영의 초석이자 지침이기 때문이다. 간호역량이란 일반간호사에 모든 임상실무 환경에서 영역 또는 분야에 관계없이 공통적이며 기본적으로 요구되는 간호업무를 수행하는 능력을 의미한다. 따라서 4년제 간호대학 교육과정을 이수한 졸업생이 이러한 간호역량을 갖추고 있는지를 평가하는 것이 무엇보다도 중요한 이슈가 되고 있다. 국내 간호대학에서는 한국간호교육평가원에서 제시하는 기준에 따라 '비판적 사고' 함양을 학교마다 프로그램 학습성과로 제시하고 있다.

임상추론 능력은 비판적 사고, 문제해결력, 자기주도적 학습능력 등이 기반이 되어야 하므로 본 장에서는 비판적 사고와 임상적 추론의 관계를 살펴보고 비판적 사고의 개발을 통해 임상적 추론과 임상적 판단 능력을 향상시키는 방법을 모색하고자 한다.

1. 비판적 사고, 임상적 추론, 임상적 판단의 관계

비판적 사고는 간호사가 실무 환경 안에서 사상, 가정, 원리, 신념, 행위를 검증하는데 사용하는 목적적이고 반성적인 사고과정이다. 비판적 사고능력은 간호교육프로그램의 교육목표 중 가장 빈번하게 제시되는 능력이며 미국 간호교육연맹 평가인정위원회(National League for Nursing Accrediting Commission [NLNAC])와 한국간호평가원은 간호대학 인증평가 기준으로 비판적 사고능력을 필수 요소로 포함하고 있다.

간호사의 임상 의사결정 과정에 가장 큰 영향을 주는 요인은 비판적 사고이다. 비판적 사고는 문제해결을 위한 결정이 필요할 때, 문제를 분석하고 과학적인 해결방안을 찾아 적용시키는 사고능력을 말한다. 그렇기에 비판적 사고는 간호실무에서 전문적 책임과 질적인 간호 수행에 필수적인 요소가 된다. 그러나 실제 임상 현장은 비판적 사고를 적용하기에 쉽지 않은 환경이다. 한편, 의료실무의 빠른 변화와 폭발적인 지식의 증가는 이론-실무 간의 격차를 크게 벌어지게 하는 원인이 되고 있으며 병원은 인력을 교육시키는데 많은 시간과 노력을 들여야 하는 상황에서 졸업간호사들의 비판적 사고력은 점차 중요성이 커지고 있다. 임상 분야는 전체 간호사 취업 분야 중 87.2% 정도를 차지하며, 졸업간호사는 그 이상의 비율이 임상분야에 취업하므로 임상 환경에서 요구하는 졸업간호사의 비판적 사고력은 특히 중요하다. 또한, 간호 업무의 흐름이 여러 요인에 의해 중단되고, 업무가 수시로 전환되어야 하는 경우가 많아 간호실무에 비판적 사고를 적용하여 문제를 해결하는데 방해가 되고 있다.

그런 제한에도 불구하고 많은 간호사들이 관례적인 절차를 따르는 간호 수행보다 개별적이고 효율적인 간호를 제공하기 위해 상황에 따른 과학적 지식에 근거한 근거기반 간호실무를 적용하고 있다. 특히, 최근 임상의 전문화가 가속되면서 임상간호의 특정 분야에서 전문성을 갖춘 전문간호사는 임상에서 비판적 사고를 적용하는 분석적 실무가 역할과 대상자의 문제를 종합적으로 사정하고 분석해야 하며 고도의 임상적 추론으로 문제해결을 위한 간호 전략을 수립하는 실무 전문가의 역할을 감당해야 한다. 실제로 간호사들은 임상현장에서 임상적 추론을 실제 간호에 잘 적용하고 있다. 그러나 실제 간호실무에서는 간호사의 임상추론 능력이 제대로 드러나지 못하고 있는 실정이다. 이는 비판적 사고와 임상적 추론에 대한 개념이 분명하지 않고, 임상적 추론에 대한 합의된 개념이 도출되지 않아 비롯된 것으로 여겨진다.

1) 복잡한 지적 활동

임상적 추론을 설명하기 위해 비판적 사고와 임상적 판단의 정의를 내릴 것이지만, 실제로 간호사가 실무에서 사고할 때에는 여러 가지 지적 활동이 한꺼번에 일어난다. 이러한 지적 활동은 이론과 달리 하나씩 분리하기도 어렵고 실제로는 중첩되어 있는 경우가 대부분이다. 인지적 능력 자체가 사실상 매우 복합적인 지적 과정이므로, 간호사가 문제를 해결한다는 복합적 행위를 할 때에는 추론을 하고, 사실과 해석을 구별하며, 자료출처의 신뢰성을 평가하는 개인적 능력을 활용하게 된다. 사고와 추론이라는 지적 작업이 중첩되어 일어난다는 것을 명심하고 비판적 사고와 임상적 추론을 포함한 다음 용어들의 정의와 관계를 살펴보자: 비판적 분석, 문제해결, 간호과정, 임상적 추론, 의사결정, 임상적 판단, 반영적인 추론(Box 1-1).

Box 1-1 복잡한 지적 활동(Complex Intellectual Activities)

- **비판적 사고** : 어떤 자료와 관련지어 있고 어떤 추론을 내릴 것인가를 결정하는 것처럼, 많은 정신적 태도와 기술을 수반하는 목표 지향적인, 의도적인 사고문제가 불명확하게 정의되고 하나의 "최선의" 해결책이 없을 때 비판적 사고는 필수적이다.
- **문제해결** : 문제(불만족한 상태)를 확인하고 합리적인 해결책을 찾는 정신적 행위로 문제해결은 의사결정을 필요로 한다. 비판적 사고를 필요로 할 수도 있다.
- **간호과정** : 간호사가 환자의 자료를 수집하고 분류하며 분석하고, 환자의 요구를 충족하기 위해 계획을 세우고 수행하는데 이용되는 체계적이고 창조적인 문제해결 접근법으로 이러한 문제해결과정의 종류는 의사결정, 임상적 판단, 다양한 비판적 사고능력의 활용이 요구된다.
- **의사결정** : 기대되는 결과를 산출할 최선의 행동을 선택하는 과정. 이는 심사숙고, 판단, 그리고 선택을 수반한다. 결정은 반드시 문제해결 상황은 아닐 수도 있으며, 상호배타적인 선택을 해야 할 때마다 내려진다.
- **임상적 추론** : 추론은 의미적인 방법으로 생각을 함께 연결시키는 논리적인 사고이다. 간호과정에서 활용되는 추론의 종류인 임상적 추론은 환자와 환자간호에 대한 반영적이고, 협력적이며, 창조적인 사고이다.
- **반영/반영적 판단** : 폭 넓은 가능성을 고려하고, 주어진 상황에서 각기의 장점을 반영하는 비판적 사고의 한 종류로, 반영은 문제가 복잡하고, 단순히 "옳은" 해답이 없는 상황에서 필수적이다.
- **임상적 판단** : 판단은 정보에 대한 결론을 평가하거나 끌어내기 위해 가치, 혹은 다른 기준들을 활용하는 것이다. 임상적 판단은 환자의 자료로부터 끌어낸 환자의 건강에 대한 결론과 의견이다. 이때 비판적 사고를 사용할 수도, 안할 수도 있다.
- **분석/비판적 분석** : 분석은 비판적 사고 기술이다. 이는 물질을 구성요소 단위로 부수고, 그들 간의 관계를 확인하는 과정이다. 비판적 사고는 필수적인 정보와 관념을 결정하고, 과도한 정보와 관념을 제거하기 위해, 상황이나 관념에 적용되는 질문이다. 비판적 사고는 분석 그 이상이다.

비판적 사고는 다양한 정신적 자세와 인지적 능력을 수반한 신중하고, 반영적이고 목표 지향적이며 의도적인 사고이다. 비판적 사고는 모든 것이 의도적이고 숙고하는 경향의 복합적 사고과정을 위한 포괄적 용어라고 생각하면 도움이 된다.

문제해결이란 문제(불만족한 상태)를 확인하고, 계획하며 그 해결책을 찾는 정신적 행위이다. 문제해결 방법에는 간호과정, 시행착오, 과학적인 방법을 포함한 다양한 방법이 있다. 문제의 성격에 따라 문제해결을 할 때 비판적 사고를 활용할 수도 있고, 안 할 수도 있다. 다수의 문제들에서 정답은 한 가지이지만 일부 소수의 합리적인 답안들이 있을 수 있다. 2+2 같은 단순한 수학문제는 비판적 사고를 요구하지 않지만 문제해결은 의사결정의 활용을 필요로 한다.

간호과정은 간호사가 환자의 자료를 수집하고 분류하며 분석하고, 환자의 요구를 충족하기 위해 계획·수행하는 체계적이고 창조적인 접근법이다. 이는 의사결정, 임상적 판단과 다양한 비판적 사고능력의 활용을 요구하는 문제해결과정의 하나이다. 이는 간호사가 행하는 비판적 사고의 틀을 제공한다.

의사결정은 기대되는 결과를 산출할 최선의 행동을 선택하는 과정이다. 이는 심사숙고, 판단, 선택을 수반한다. 이는 문제해결과정과 모든 면의 간호과정에서 중요하지만, 모든 의사결정이 문제해결을 포함하는 것은 아니다. 예를 들면, 간호사는 가치 결정(예: 대상자의 정보를 기밀로 유지함)과 시간관리 결정(예: 단계를 줄이기 위해 약물 투약시간에 맞춰 대상자에게 가져갈 새 홑이불을 준비함)을 한다. 결정은 상호간에 선택이 배타적일 때마다 내려져야 한다. 예를 들어, 동시에 몇 환자의 요구와 당면했을 때, 간호사는 어떤 환자를 먼저 도울지 결정한다. 비판적 사고는 의사를 결정하는 과정에 "문제를 분석하고 결정을 내릴 폭넓은 선택의 메뉴"를 제공하여 의사결정을 돕는다.

임상적 추론은 간호과정에서 활용되는 추론의 종류로 환자와 환자간호에 대한 반영적이고 협력적이며, 창조적인 사고이다. 추론은 의미적인 방법으로 사상을 함께 연결시키는 논리적인 사고이다. 추론은 과학적 탐구, 논쟁적인 문제 조사, 문제해결, 임상적 추론에서 활용된다.

반영 혹은 반영적인 판단은 폭 넓은 가능성들을 나열하고, 주어진 상황에서 각각의 장점을 반영하는 비판적 사고의 한 종류이다. 반영/반영적인 판단은 전문가들의 비판적 의사결정과 문제해결에 유용하며, 단순히 "옳은" 해답이 없는 상황에서 필수적이다. 예를 들어, 간호사는 도덕적인 갈등과 윤리적인 문제를 다룰 때 반영적인 판단을 사용한다. 임상적 판단은 자료로부터 끌어낸 환자의 건강에 대한 결론과 의견이다. 임상적 판단은 간호사가 환자자료의 의미와 환자를 지지할 때 이용해야 하는, 간호행동에 대한 판단을 내린다는 점에서 의사결정과 유사하다.

임상적 판단은 간호과정의 한 부분이다. 판단 자체가 비판적 사고기술이면서 온전한 임상적 판단을 하기 위해서는 다른 사고기술들이 필요하다. 그러나 좋은 임상적 판단은 비판적 사고기술을 활용하지 않아도 가능할 수 있다. 예를 들어, 환자가 구강건조를 호소하면, 간호사는 비판적으로 사고하기 전에 물 한 모금을 제공하며 적절히 대응할 수 있다. 비판적 사고를 활용하면 간호사는 구강을 사정하고, 피부탄력도와 체온을 평가하며, 요인과 결과를 평가하고, 환자의 약물과 치료제 등을 검토한다. 이런 사정은 문제(구강건조)의 원인을 증명하고, 그것에 근거해 계획하고 중재하는 목표를 가질 것이다. 그 중재는 물 한 모금을 포함할 수 있다. 비판적 사고기술은 간호과정을 확장시키기 위해 사용된다.

분석은 물질을 구성요소 단위로 부수고, 그들 간의 관계를 증명하는 인지적 과정이다(예: 간호사는 정상과의 오차를 증명하기 위해 각각의 환자자료를 검토하고 해석하며 분석을 활용한다). 비판적 분석은 상황에 필수적인 정보와 관념을 결정한다. 분석은 문제해결, 의사결정, 임상적 판단에 활용된다. 분석이 비판적 사고의 기술일지라도, 비판적 사고는 무엇을 믿고 어떤 행동을 취해야 하는지에 집중하는 분석 그 이상이다.

2) 비판적 사고의 정의

무언가를 깊이 있게 이해하려고 할 때 우리는 이 것을 "양파를 벗긴다"고 한다. 양파의 중심에 이르기 위해서는 여러 겹의 껍질을 거치게 된다. 비판적 사고가 무엇을 의미하는지 다양한 기술을 살펴봄으로써 "비판적 사고 양파"를 벗겨보자.

간호에서의 비판적 사고가 무엇인지 확실히 해야 할 필요가 있으므로 정의를 먼저 내려야 한다. 다음으로는 간호에서의 비판적 사고가 어떤 형태로 이루어지는지 특정 단어를 이용하여 기술하는 법을 알 필요가 있다. 이 두 가지 일에는 단어가 필요하다. 사고과정을 서술하는 특정 단어를 사용한다면, 우리가 잘하는 점과 개선이 필요한 점을 더 쉽게 발견할 수 있다.

나아가, 비판적 사고를 행동으로 옮기는 단계, 즉 간호에서의 비판적 사고 절차를 시각화할 필요가 있다. 이 세 가지 요점, 즉 비판적 사고의 정의를 내리고, 단어로 표현하며, 그 단어의 뜻대로 행동으로 옮기다보면 무엇이 비판적 사고인지를 파악하는 데 도움이 될 것이다.

사고와 비판적 사고 사이의 차이는 무엇인지 궁금할 수 있다. 주요 차이점은 목적(purpose)과 통제(control)이다. 어떤 정신 활동도 사고라 할 수 있다. 공상에 빠져 있거나 양치질 같이 일상적인 활동을 할 때처럼 "무심한" 상태일 수 있다. 비판적 사고는 필요한 결과를 얻기 위해 합리적인 전략을 사용하므로 통제되고 목적적이다.

비판적 사고는 맥락(상황)에 따라 변화하는 복잡한 과정이다. 이런 이유로 하나의 옳은 정의를 내릴 수 없다. 많은 저자들은 다른 사람들의 의견을 보완하고 명확하게 하기 위해 자신의 설명을 만들어낸다. 사실, 자신의 말로 표현한 설명이 가장 좋을 것이다. 왜냐하면 자신의 추론 능력에 가장 큰 영향을 줄 가능성이 있기 때문이다. 비판적 사고를 정의할 때 공통적 설명과 동의어에 대해 생각할 때 이것을 명심하도록 한다.

비판적 사고의 좋은 동의어는 추론이다. 이것은 주의깊고 사려깊은 사고를 의미한다. 오늘날 학생들은 "four Rs"를 배우는데, reading, writing, rithmetic, and reasoning이 그것이다.

비판적 사고의 정의를 더욱 보완하고 명확히 할 수 있는 다음과 같은 설명도 살펴보자.

(1) "배우고, 추론하고, 창의적으로 생각하고 아이디어를 생성하며 평가하며 마음의 눈으로 보고, 결정을 하며 문제를 해결하는 방법을 아는 것"
(2) "믿거나 할 일에 대해 초점을 두는 합리적이고 성찰적 사고"
(3) "창의적이고 직관적이며 논리적이면서 분석적 정신 과정을 사용하여 정보 감각을 만듦으로써 문제를 해결하는 능력이면서 계속되는 과정"
(4) "당신이 필요로 하는 결과를 얻기 위해 당신의 사고와 생각에 초점을 맞추는 법을 아는 것으로 논리, 직관, 표준, 근거기반실무가 포함됨"

3) 임상적 추론과 임상적 판단

임상적 추론(clinical reasoning), 비판적 사고(critical thinking), 임상적 판단(clinical judgment)라는 용어는 자주 혼용된다. 그러나 간호사가 이들 용어를 어떻게 사용하느냐에 따라 약간의 차이가 있다.

(1) **임상적 추론** : 구체적 용어. 간호 지점에서 이슈에 대해 생각하기 위해 당신이 사용하는 과정. 예를 들면, 환자 문제를 예방하고 관리하는 방법을 결정하는 것. 다른 임상적 이슈(예: 팀작업, 협업, 능률적인 작업 흐름)에 대한 추론을 위해 간호사는 보통 비판적 사고라는 용어를 사용한다.
(2) **비판적 사고** : 광의의 용어. 임상현장 내외 모두에서 추론하는 것이 포함된다. 임상적 추론과 임상적 판단은 간호에서 비판적 사고의 핵심 부분이다.

(3) **임상적 판단** : 비판적 사고나 임상적 추론의 결과(성과). 이슈에 대해 생각하고 난 후 당신이 내리는 결론, 결정, 의견을 말한다.

비판적 사고, 임상적 추론, 비판적 사고 간의 관계를 명확히 파악하기 위해 [그림 1-1]을 참고하라.

[그림 1-1] 임상적 판단 – 비판적 사고의 결과

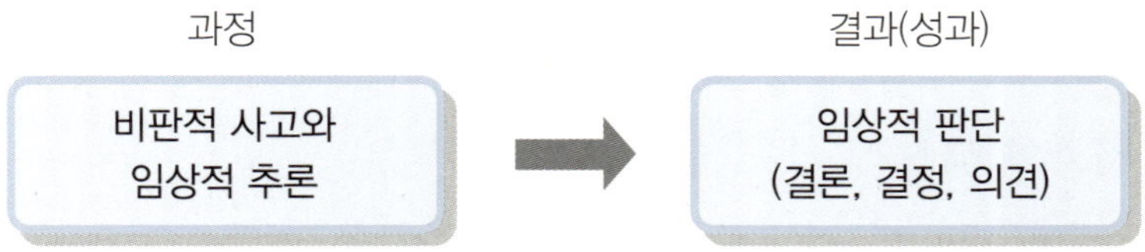

[그림 1-2]는 간호에 있어서 비판적 사고의 다양한 측면간의 관계를 도식화한 것이다.

[그림 1-2] 비판적 사고의 다양한 측면간의 관계

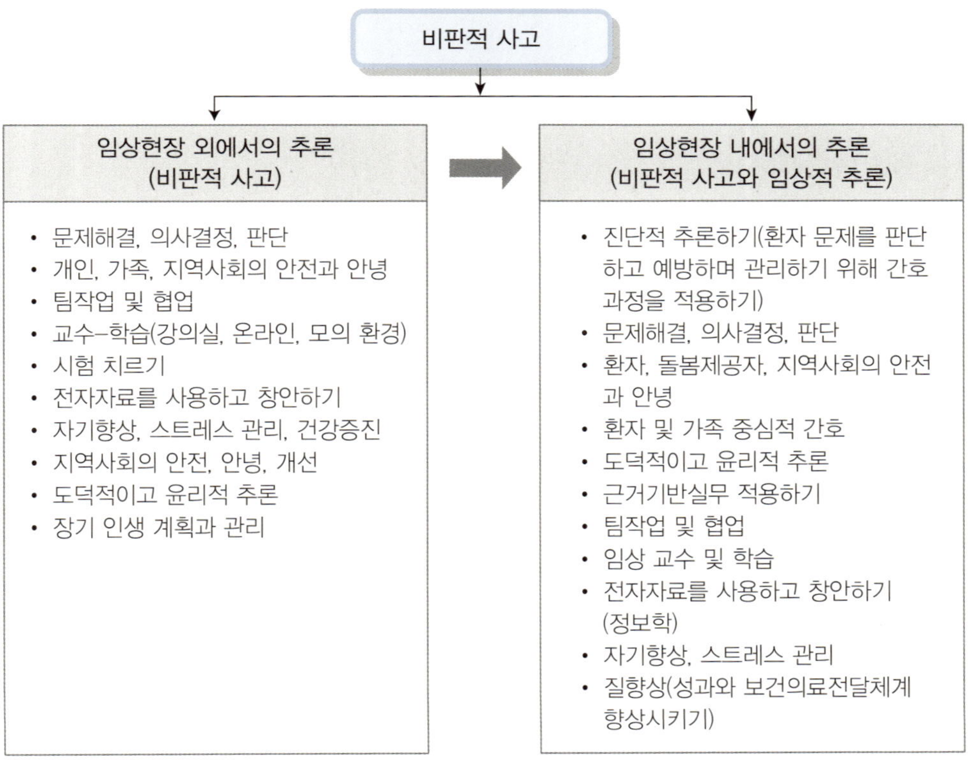

비판적 사고는 임상현장 안팎에서 하는 추론의 많은 측면을 포함하는 포괄적 용어이다. 임상적 추론, 비판적 사고, 문제해결, 의사결정이라는 용어는 흔히 상호 교환적으로 사용된다. 임상현장 바깥에서 추론할 수 있는 당신의 능력은 임상현장 내에서도 추론할 수 있는 능력에 영향을 미친다.

2. 비판적 사고의 요소

1) 비판적 사고의 태도

비판적 태도가 없으면 편견, 편협한 마음, 지적인 오만을 정당화하기 위해 사고 능력을 활용하기 쉽다. 비판적 사고영역에서 전문가인 Pichard Paul은 높은 수준의 비판적 사고에 필수적인 10가지의 마음의 상호 의존적인 특성(태도)을 확인하였다. 한 가지 태도 과정은 반드시 다른 사람의 과정을 이끈다. 예를 들어, 강한 부정적 감정을 갖고 있는 관념 혹은 견해를 공정하게 검토하기 시작함으로써(지적 용기), 자신의 지식의 한계를 깨닫게 될 것이다(지적 겸손).

(1) 독자적 사고

비판적 사고가는 자기 스스로 사고한다. 그들은 타인의 신념을 순순히 받아들이거나 단순히 집단의 의견을 따라가지 않는다. 어린시절엔 신념에 대한 합리적인 이성이 없고, 보상을 받거나 혹은 의심하지 않기 때문에 많은 신념을 습득한다. 점차 성숙하면서 학습을 통해 비판적 사고가는 합리적으로 지속시킬 수 있는 신념은 간직하고 그럴 수 없는 것은 거부하면서, 신념을 검토하고 분석한다. 독자적 사고는 타인의 생각을 무시하고 자신이 만족하는 대로만 하라는 뜻이 아니다. 이는 비판적 사고가가 넓은 범위의 관념(ideas)을 숙고하고, 그로부터 배우며, 그에 대한 자신만의 판단을 한다는 뜻이다.

> ➲ 예 : 간호사는 전통적으로 머리카락 혹은 머리의 오염물이 환자와 장비 위에 떨어지는 것을 예방하기 위해 흰 유니폼을 입고 풀 먹인 캡을 썼다. 그러나 이 머리 덮개는 그저 머리 위에 위치한 작은 모자로 변화했다. 캡이 본래의 목적을 만족시키지 못하는 것을 깨닫고, 결국 대부분의 간호사는 캡을 사용하지 않게 되었다.

비판적 사고가는 이해할 수 없는 신념은 받아들이지 않으며 거부할 것이기 때문에 쉽게 조정되지 않는다. 간호사는 합리적인 근거가 없는 처방과 형식의 정당성을 의심해야만 한다.

(2) 지적 겸손

지적 겸손이란 자신의 지식의 한계를 깨닫고, 자기 기만적 태도가 될 수 있음을 파악한다는 뜻이다. 비판적 사고가는 모른다는 사실을 받아들이는 것을 두려워하지 않는다. 지식 혹은 능력 부족의 수용은 전문적으로 성장할 수 있는 힘을 부여한다.

> ➲ 예 : 이 간호사는 막 투석병동(dialysis unit)에서 근무하기 시작했다. 그는 불안함을 느끼고 어떻게 진행해 나갈지에 대해 불확실하다. 그는 그의 강점과 무경험의 범위에 대해 상의하고, 필요한 지식과 기술을 습득하기 위한 계획을 개발하기 위해 간호관리자(nurse manager)에게 면담을 신청한다. 확신이 없음을 받아들이고 도움을 요청함으로써 이 간호사는 병동규칙과 절차를 신속하게 배우며 지지를 얻을 수 있다.

지적 겸손은 또한 새로운 지식에 비추어서 결론을 재고한다는 뜻이다. 예를 들면, 1960년대의 의사와 간호사는 심근경색 발작으로부터 회복하고 있는 환자는 2~3일간 침상에서 절대안정을 취해야 한다고 믿고 있었다. 추후 연구에서 이러한 방법은 불필요하고, 침상변기를 사용하는 것이 침상 옆 코모드(commode, 검사를 받기 위한 변기의 일종)를 사용하는 것보다 사실상 더 많은 스트레스를 준다고 밝혔다. 우리는 언제나 새로운 지식을 습득할 가능성이 있고, 새로운 증거가 현재 승인된 지식을 바꿀 수 있음을 가정하여야 한다.

(3) 지적 용기

지적 용기는 자신이 강하게 부정한 반응일지라도 아이디어를 공정하게 검토하고 기꺼이 들어주는 것을 포함한다. 이러한 유형의 용기는 자기 자신의 신념이나 주변 사람들의 신념이 때로는 거짓이거나 잘못된 것일 수 있음을 아는 데서 온다. 평소 위험하다고 여겨왔던 아이디어에서 진리를 찾기도 하고 자신의 사회집단에서 강하게 주장했던 아이디어에서 거짓을 발견할 수도 있는 것이다. 특히 동조하지 않으면 사회적 벌칙이 심할 경우 자신의 생각이 옳다고 주장하기 위해서는 용기가 필요하다.

예 : 김 간호사는 동성애와 후천성면역결핍증후군(AIDS)에 대해 편견이 있는 지역사회에서 근무하고 있다. 동료들은 동성애의 생활방식은 잘못되었으며 AIDS는 그에 대한 벌이라고 믿고 있다. AIDS 환자를 돌보면서 김 간호사는 꼬리표를 달아 그들을 비난하기 보다는 한 인간으로서 바라보는 법을 배운다. 친구들은 그녀의 견해를 못마땅하게 받아들이기 때문에 김 간호사는 친구들을 잃을 위험에 빠져있다. 그녀는 옳다고 생각하는 것을 지탱할 용기가 필요하다.

새로운 사상은 불편감을 야기하고, 오래된 신념들은 안전감을 제공한다. 그러므로 용기의 부족은 사람들이 변화에 저항하도록 야기시킬 수 있다. 간호사는 실무 환경의 지속적인 변화를 다루기 위해 지적 용기가 필요하다.

(4) 지적 감정이입

지적 감정이입은 타인의 행동과 신념을 이해하기 위해서, 타인의 입장에서 자신을 상상하는 능력이다. 다른 문화, 종교 혹은 사회경제적인 배경이 다른 사람의 말과 행동은 오해하기 쉽고, 자신이 경험하지 못한 타인의 상황에서 그의 감정을 이해하는 것은 상상력이 요구된다.

예 : 기씨는 암에 걸렸다. 그녀의 남편은 그녀가 이 진단을 모르길 원한다. 환자를 담당하는 이 간호사는 환자는 알 권리가 있다고 믿고 있어, 남편을 대하는 이 간호사의 첫째 반응은 짜증이었다. 그러나 한 일을 곰곰이 반영하기 시작하자, 이 간호사는 "왜 남편이 그런 결정을 내렸을까?"란 호기심이 들었다. 그들에게 좋은 관계는 무엇인가? 결혼과 간호, 알 권리에 대한 그의 견해는 무엇인가? 그의 추론은 무엇인가?

지적 감정이입은 또한 타인의 관점과 추론을 재구성하고, 그들의 관점에서 추론하는 능력을 필요로 한다. 사람들은 빈번하게 그들이 보는 관점이 진실이라고 믿는 실수를 범한다.

(5) 지적 통합

지적 통합이란 적용하는 사고의 표준이 일관되고(예: 명석함, 정확성, 완전함), 다른 것들을 수용하는 기준도 변함없이 유지한다는 뜻이다. 본래 사람은 모순이 많다. 예를 들어, 사람들이 비판적으로 사고하지 않는다면, 자신과 자신이 좋아하는 이들의 아이디어는 과대평가하고, 자신을 싫어하는 사람들의 아이디어는 더욱 가혹하게 판단할 것이다. 이것을 알기에 비판적 사고가는 타인의 추론에 이의를 제기하듯 자신의 추론도 빠르고 철저하게 조사할 것이다. 비판적 사고가는 자신의 생각과 행동의 모순과 오류를 솔직하게 인정한다.

(6) 지적 인내

지적 인내란 이해력과 통찰력을 성취하기 위해서 장시간에 걸쳐 혼돈과 미해결 질문과 싸우는 요구감각이다. 간호사에게 지적 인내란 환자 문제에 대해 쉽고, 뻔하거나 틀에 박힌 절차가 아닌, 가장 효과적인 해결책을 찾는다는 뜻이다. 인내는 타인이 자신의 연구에 반대하더라도, 어려움을 이기고 문제를 가려내게 해준다. 중대한 문제는 복잡하고, 혼란스럽고 좌절시키는 경향이 있으므로, 방대한 사고와 연구가 요구될 수도 있다. 비판적 사고가는 빠르고 쉬운 답을 찾기 위한 유혹에 저항한다.

(7) 지적 호기심

지적 호기심이란 질의의 태도를 말한다. 이는 질문으로 가득 찬 마음을 뜻한다. 왜 우리가 이것을 믿는가? 원인이 무엇인가? 어떻게 작용하는가? 꼭 이 방법 밖엔 없는가? 누가 그렇다고 했는가? 비판적 사고가는 맹목적으로 진술을 수용하기보다, 그것이 진실하거나 가치가 있는지 살펴보기 위해 검토한다. "현대차가 대우차보다 낫다"라는 주장에 대한 반응으로, 비판적 사고가는 다음을 질문할 수 있다. ① "보다 낫다"의 의미는 무엇인가? 어떤 면에서 낫다는 것인가? ② 주장을 증명할 어떤 정보를 가지고 있는가? 질문자는 현상유지에 이의를 제기하고 관습의 편안함을 제거하므로, 사람들은 그를 위험하다고 간주한다. 하지만 더욱 위험한 것은 자신의 낡은 신념과 관습이 검토될 필요조차 느끼지 못하는 "상투적인 사고"에 속하는 개인 혹은 학문이다(예: "이것이 우리 방식이다." 혹은 "이것이 우리 모두가 아는 최선의 방법이다").

(8) 추론(Reason)에 대한 신념

추론에 대한 신념은 마음 가는 대로 내버려 두려는 자연스러운 경향에도 불구하고, 사람들은 스스로 논리적으로 사고하는 법을 배울 수 있고 배워야 한다는 의미를 내포한다. 비판적 사고가는 훌륭한 이성적 사고가 신뢰할 수 있는 결론으로 인도한다고 믿고 있다. 그러므로 그는 추론 과정에서 자신감을 갖고, 감정적인 논쟁을 검토하는데 논리를 활용한다. 비판적 사고가는 귀납적 추리(사실과 관찰로부터 보편화를 형성함)와 연역적 추론(보편화로부터 시작하고, 이것이 제시하는 세부적인 사실 혹은 결론으로 움직임)의 쌍방의 기술을 발달시킨다. 자부심이 강한 사고자는 논쟁을 두려워하지 않고, 실제로 모든 의견이 너무 빨리 일치되었을 때를 염려한다. 추론은 이 장의 뒷부분에서 좀 더 세부적으로 다루고 있다.

(9) 공정한 마음가짐

공정한 마음가짐은 편견 없는 판단을 내리는 것을 의미한다. 이는 자신의 감정이나 이권, 혹은 자신의 친구, 지역사회, 국가와 관계없이 모든 관점을 똑같이 다룬다는 뜻이다. 공정한 마음가짐의 사고자는 그의 개인적인 선입견이나 사회적인 압력과 관습이 부당하게 사고에 영향을 끼칠 수 있다고 알고 있다. 그는 사고하거나 결정을 내릴 때마다, 자신의 선입견을 적극 검토하고 인식하게 된다.

> 예 : 최 간호사는 당뇨병 대상자에게 식이요법에 대해 교육을 시도하느라 많은 시간을 투자하고 있다. 최 간호사는 대상자가 무관심하고 조언을 따르지 않을 때 당혹스러워한다. 모든 대상자가 예방간호에 의욕을 느끼고 흥미를 가진다고 생각하는 최 간호사의 자기중심적인 성향은(간호사 자신이 그러하므로) 대상자의 학습 요구를 부적절하게 사정하는 결과를 초래한다. 최 간호사의 대상자 모두의 시간이 낭비된다.

(10) 사고와 감정의 탐색에 대한 관심

사고와 감정을 이해하려는 노력 때문에 이 둘을 구별할 수가 있지만, 현실에서는 이들을 분리시킬 수 없다. 비판적 사고가는 감정은 사고에 영향을 미치고 모든 사고는 어떠한 수준의 감정을 만들어 낸다는 것을 알고 있다. 상황에 대응하는 감정은 상황에 대한 이해가 다를 때 달라질 것이다.

> 예 : 태군의 임상교수(nursing instructor)는 그에게 신체간호가 거의 요구되지 않는 환자를 배정하였다. 태군은 최근에 학습한 정신운동(psychomotor) 기술을 사용하고 싶었기 때문에 매우 실망하고 화가 났다. 임상교수는 태군에게 지금은 기술을 실습하기보다 대상자의 요구사항을 확인하는데 초점을 맞추고 환자와의 의사소통에 집중할 수 있는 기회라고 설명했다. 상황에 대한 이해(사고)가 바뀌면서 그의 감정도 바뀌었다. 그는 주사를 놓을 수 있는 기회를 놓쳐서 아직도 실망한 상태지만, 더 이상 화를 내지 않았다.

2) 비판적 사고의 지표

행동을 공부한다는 것-좋은 사고가가 행하고 말하는 것-은 비판적 사고가가 어떻게 "보이는지"에 대한 그림을 얻는 데 도움이 된다. 선행연구에 의하면 대부분의 비판적 사고가는 아마도 그들이 하는 모든 생각의 힘겨움 때문인지 높은 이마와 털이 있는 눈썹이 있다고 한다. 만약 이 진술에 의문이 생기지 않는다면 당신은 당신이 읽고 있는 것에 비판적으로 사고하고 있지 않은 것이다. 내가 "비판적 사고는 어떻게 보이는가?"라고 물을 때 내가 의미하는 것은 "비판적으로 사고하는 사람들에게서 우리는 어떤 특성을 보는가?"이다. 다음 기술을 고려해보라.

> **이상적인 비판적 사고가**는 습관적으로 호기심 많고, 자기 정보를 얻고, 이성을 신뢰하며, 개방적이고, 융통성이 있으며, 공정하고 편견없는 평가를 하고, 정직하고, 개인적인 편견에 정직하며, 판단을 신중하게 하고, 재고하고, 문제를 명확히 하며, 복잡한 일에도 질서를 찾으며, 관련 정보를 찾는데 부지런하고, 기준을 선택하는데 합리적이며, 조사에 집중하고, 조사 대상의 주체와 상황만큼 정확한 결과를 추구하는 데 지속적으로 노력한다.

[Box 1-2]는 개인의 비판적 사고 지표(critical thinking indicators, CTIs)를 기술한 것이다. 개인의 CTI는 비판적 사고가인 개인에게서 흔히 보이는 행동과 특성을 간단히 기술한 것이다. 이러한 행동은 비판적 사고가의 특성을 가르키기 때문에 비판적 사고 지표로 불린다. 다양한 배경을 가진 65명의 전문가 간호사를 조사한 끝에 CTI가 비판적 사고가인 간호사에게 흔히 보이는 행동이라는 것에 대한 합의가 이루어졌다. 그러나 이 목록은 이상적일 뿐이다. 완벽한 사람은 없다. [Box 1-3]에 있는 목록을 살펴보고 각 지표마다 당신이 0-10 척도 중에 어느 정도인지를 점검해보라.

0 = 이 지표는 내게 수월하지 않다.
10 = 이 지표는 내게 무척 많은 습관이다.

당신 자신을 평가하면서 당신의 본성 때문에 당신들 중 누군가는 타인보다는 자신에게 더 엄격하거나 또는 그 반대일 수도 있다. 당신에게 믿을만한 친구, 동료, 가족원이 있다면 그들이 당신 행동을 어떻게 보는지 물어보라. 그들에게 특이한 상황 말고 당신의 일상적 행동방식에 초점을 맞추고 당신에게 특정 사례를 얘기해 달라고 요청하라. 이 연습의 결과는 당신을 재확인하거나 놀라게 할 수도 있다.

Box 1-2 개인의 비판적 사고 지표

- 진실하고 정확하다.
- 자신의 강점과 능력을 인지하고 있다
- 자신의 한계와 경향에 대해 민감하다.
- 타인과 사건을 열린 마음으로 대한다.
- 겸손하다.
- 창조적이다.
- 사전 대책을 강구한다.
- 성찰적이고 자기 교정적이다.
- 호기심이 많다.
- 융통성이 있다.
- 실수를 새로운 도약을 위한 발판으로 삼는다.
- 기꺼이 인내한다.
- 우리는 완벽한 세상에 살고 있지 않다는 사실을 인식하고 있다.
- 분석적이고 통찰력이 있다.
- 질문하는 자세를 유지한다.
- 이해가 되지 않을 경우 설명을 요구한다.
- 전에 알고 있던 지식을 새로운 환경에 적용시킨다.
- 다양한 각도에서 상황을 바라보며 맥락에 민감하다.
- 결정을 내리기 전에 신중하게 위험도와 장단점을 고려한다.
- 필요시 도움을 청한다.
- 매사에 자신감 있게 대하고, 회복탄력성을 갖추고 있다.
- 우선순위를 정한다.
- 논리뿐 아니라 직관도 사용한다.
- 보이는 것처럼 그러한지, 첫 인상이 맞는지를 분석한다.
- 정직하고 올곧다.
- 해석과 사실을 구별한다.
- 근거있는 의견을 지지한다.
- 현 문제와 관련이 있는지 없는지를 판단한다.
- "인과관계"의 개념을 적용한다.
- 필요한 모든 사항들이 준비될 때까지 판단을 보류한다.
- 건강 지향적이다.

[표 1-1]은 비판적 사고와 그렇지 않은 것의 사례를 제시한다.

[표 1-1] 비판적 사고인 것과 그렇지 않은 것

비판적 사고	비판적 사고가 아닌 것	비판적 사고의 사례
• 단어, 사례, 지도, 그림, 그래프를 이용하여 조직적이고 명확히 설명됨	• 비조직적이고 애매모호함	아이디어를 쉽게 이해할 수 있는 방법을 찾을 때까지 포기하지 않음. 이해를 촉진하기 위해 사례와 그림을 사용함
• 개선, 새로운 아이디어 및 주요 핵심 인물의 최선의 이익을 위해 비판적임	• 당신의 견해를 지키거나 새로운 아이디어와 대안을 제안할 수 있기 위해 비판적임. 당신 방식을 고수하는데 비판적임	핵심 인물의 최선의 이익을 결정하고 나서 일이 되어간 오류를 찾고 같은 결과를 좀 더 수월하거나 더 좋게 성취할 수 있는 방법을 알아냄
• 아이디어나 행동에 대한 의도, 사실 및 이유에 대해 호기심을 가지며 사고 지향적이고 지식 지향적임	• 아이디어나 행위 뒤에 있는 동기, 사실, 이성에는 관심이 없음. 사고 지향적이기보다는 과업 지향적임	주요 목표, 무엇이 일어났는지, 왜 일어났는지, 목표를 성취하기 위해 해야 할 절차가 무엇인지를 깊이 이해하기 위해 질문을 제기함
• 감정의 강력한 영향에 민감하지만 도덕적으로나 윤리적으로 올바른 결정을 내리는 데 중점을 둠	• 감정 주도적. 이 정서가 무엇인지에 대해 종종 명확하지 않음. 논리에 초점맞추지 못함	누군가 무엇에 대해 어떤 느낌인지 알아 낸 후 도덕적이고 윤리적으로 올바른 것이 무엇인지 논의하는 단계를 취함
• 복잡한 문제를 다룰 때 소통하고 협력적임	• 복잡한 문제를 다룰 때 고립되어 있거나 경쟁적이거나 타인과 소통할 수 없음	필요한 경우 간호계획을 위해 다학제적 접근을 추구함

3) 비판적 사고의 정신습관과 기술

간호에서의 비판적 사고는 전문직 책무와 질 높은 간호에 필수적이다. 간호에서의 비판적 사고자는 자신감, 맥락적인 관점, 창의성, 유연성, 탐구성, 지적 진실성, 직관, 개방성, 인내심, 성찰과 같은 습관들을 숙지하고 있어야 한다. 간호에서 비판적 사고자는 분석하고 표준을 적용하고 감별하고 정보를 탐색하고 논리적 추론을 하며 예측하고 지식을 전환하는 인지 기술을 학습해야 한다. [Box 1-3]과 [Box 1-4]를 보면 10가지 정신 습관과 7개의 비판적 사고 기술 및 이를 스스로에게 질문할 수 있는 구체적 문장들을 제시하고 있다.

Box 1-3 비판적 사고의 10가지 정신 습관

1. 자신감 "추론 능력에 대한 확신"
- 나의 결론에 질문하는 사람에게 내 생각을 어떻게 정당화할 것인가?
- 나는 말하면서 생각하는가? 아니면 나의 생각이 확실히 자리잡을 때까지 말하기를 기다리는가? 왜 그런가? 다른 누군가의 의견에 의해 나의 생각이 쉽게 흔들리는가?

2. 맥락적 관점 "어떤 사건과 관련되는 관계, 배경, 환경을 포함하여 전체 상황의 고려
- 모호한 상황에 접근하는 방법을 서술한다.
- 얼마나 자주, 어떤 환경에서 나는 "그런데 만약 …라면?" 혹은 "상황에 따라 다르지 않나?"로 시작하는 질문을 하는가?
- 이야기를 할 때 배경 정보를 포함하는 경향이 있는가? 혹은 더 엄격하게 논점만을 고수하는가? 왜 그런가?

3. 창의성 "생각을 고안하고, 발견하거나 재구성하는 데 사용되는 지적 독창성"
- 지난 한 달간 획기적인 사고가 필요했던 순간에 내가 한 일을 서술한다. 왜 그것이 획기적이라고 생각하는가?
- 나는 남들이 하는 방식으로 상황에 접근하는 경향이 있는가? 아니면 그들과 종종 다른 해석을 하는가? 예를 들어보자.
- 나의 상사가 나에게 고정관념에서 벗어나라고 말한다면 어떻게 나의 일상적인 사고과정을 변화시킬 것인가?

4. 유연성 "생각, 사고, 행동을 조정하고 수용하고 변경하는 능력"
- 나는 일상 업무가 방해받을 때 어떻게 생각을 조정하는가?
- 나는 얼마나 많이 마음을 열어놓거나 닫아놓는가?
- 중요한 것에 대해 나의 마음을 변화시키기 위해서는 어떤 일이 일어나야 하는가?

5. 탐구심 "가능성과 대안을 찾기 위해 관찰과 사려 깊은 질문을 통해 지식 탐색과 이해를 통해 알고자 하는 열망"
- 사람, 연구, 혹은 책과 같은 권위있는 정보에 의해 제공되는 정보에 질문을 하고 싶은 동기는 무엇인가?
- 극단적으로 호기심이 많은 것부터 전혀 호기심이 없는 것의 연속선에서 나는 어디에 위치하며 그 이유는?
- 정보 탐색과 탐구심 간의 생각 차이를 어떻게 구분하는가?

6. 지적 진실성 "결과가 가정과 신념에 반대되더라도 진실하고 정직한 과정을 통해 진리를 추구하는 것"
- 나의 사고와 충돌하는 생각과 정보는 어떻게 다루는가? 나는 모두가 동의하는 문제에 대해 반대하게 될 때 어떻게 느끼는가? 그 이유는?
- 나는 뭔가에 강한 확신이 들 때에도 상황을 반대의 관점에서 보려고 노력을 하는가? 그것을 달성하기 위해 어떤식으로 사고하는가?

7. 직관 "의식적인 추론 사용 없이 아는, 통찰력 있는 감각"
- 나는 얼마나 자주 직감, 육감, 혹은 예감을 느끼는가? 그런 느낌에 어떻게 반응하는지 서술한다.
- 사고에서 예감이 나타날 때 어떻게 하는지 서술한다.
- 나의 선택에 대해 질문하는 사람들에게 나의 직관적인 행동을 어떻게 설명하는가?

8. 개방성 "다양한 의견에 수용적이며 편견에 대해 민감한 것으로 특징지어지는 관점"
- 나의 오감(시각, 청각, 촉각, 후각, 미각)으로 수집된 데이터에서 나온 결론에 반대되는 가정이 생겼을 때 어떻게 인지하는가?

- 나의 가정(문화, 건강, 질병, 시간, 식습관, 운동, 경제적 상태, 교육 등)은 무엇이며 내가 하거나 하지 않을 질문 혹은 내가 도출한 결론에 어떤 영향을 미치는가?
- 왜 다른 사람들은 나를 판단적 혹은 비판단적이라고 묘사하는가?

9. 인내심 **"단호하게 장애물을 극복하는 과정의 추구"**
   - 난관에 부딪친 상황과 업무를 고수하기 위해 나는 어떤 식으로 사고하는지 서술한다.
   - 일을 밀고 나가는지 아니면 그만둘지 결정해야 할 때 어떻게 사고할지 서술한다.
   - 다른 사람들은 나의 인내하는 능력에 대해 어떻게 묘사하는가?
10. 성찰 **"보다 깊은 이해와 자기평가를 목적으로 하는 특히 개인의 가정과 사고, 주제에 대한 사색"**
   - 비판적 사고의 17가지 차원 중 나에게 가장 강한 것은? 가장 약한 것은? 왜 이것이라고 생각하는가?
   - 어떤 사건이나 활동 전, 중, 후에 나의 생각을 성찰하는 능력을 도와주거나 방해하는 것은 무엇인가?
   - 정서적 상태, 즉, 사랑, 분노, 고독, 좌절, 슬픔, 기쁨, 불안, 당황스러움이 나의 사고에 어떤 영향을 미치는지 서술한다.

Box 1-4 비판적 사고의 7가지 기술

1. 분석 **"성질, 기능, 관계를 파악하기 위해 전체를 부분으로 나누거나 분리하는 것"**
   - 주요 연구 보고서를 쓰거나 직장 워크숍에서 발표를 하는 등 복잡한 문제를 다룰 때 나의 사고를 서술한다.
   - 환자상황을 분석하는 방법을 배워야 하는 간호학생과 신규간호사에게 나의 생각을 어떻게 표현하겠는가?
   - 대응하기 힘든 상황일 때 나의 마음은 어떤가?
2. 표준 적용 **"이미 설정된 개인적, 전문적, 사회적 규칙이나 기준에 따라 판단하는 것"**
   - 무엇이 맞는지 틀린지를 어떻게 결정하는가?
   - 해야 할 일을 하지 않는 이와 일할 때, 나의 사고에 어떤 기준이 있으며, 그것에 대해 무엇을 하는가?
   - 권위가 최선이라고 결정을 할 때는 어떻게 하며 또 왜 그렇게 할까?
3. 감별 **"범주와 등급에 따라 신중히 구분하고 일과 상황 간의 차이점과 유사점을 인식하는 것"**
   - 문제해결 시 어떤 정보가 사라져 실제 문제에 더 잘 집중할 수 있게 될 것을 어떻게 판단하는가?
   - 환자 간호를 맞춤화하거나 개별화하는 것을 허용하는 분위기 구분법을 어떻게 배웠는가?
   - 간호학생이나 신규간호사가 감별 간호 진단을 하는 것을 돕기 위해 나의 사고에 대하여 서술한다.
4. 정보 탐색 **"관련 자료를 확인하고 객관적, 주관적, 역사적, 현재 데이터를 모음으로써 근거, 사실, 지식을 찾는 것"**
   - 정확한 정보를 찾기 위한 나의 일차 자료들은 무엇인가? 지난해 동안 그런 자료를 변경하였는가? 그렇다면 어떻게?
   - 청각, 시각, 청각과 시각의 병합, 혹은 다른 것으로 정보 입력을 위해 나는 어떤 형태를 선호하는가? 내가 선호하는 방법은 나의 데이터 수집의 정확성에 어떤 영향을 미치는가?
   - 인터넷 검색을 통해 정보를 찾을 때 내가 사용하는 전형적인 시간 틀과 과정을 서술한다.
5. 논리적 추론 **"근거로 정당화되거나 지지되는 추론이나 결론을 도출하는 것"**
   - 다양한 문제해결 방식인 연속적 방식, 영감을 받은 방식, 대안적 방식, 총체적 방식을 서술한다. 나의 접근 방법은 얼마나 효과적인가?

- 누군가 "왜 이렇게 결론을 내렸어요?"라고 물을 때 어떻게 나의 결론 이면의 사고를 서술하는가?
- 결론을 도출하기에 충분한 정보를 가졌다는 것을 어떻게 결정하는가?

6. 예측 "계획과 그 결과를 상상하는 것"
   - 나의 결정이나 행동, 다른 이들의 결정이나 행동에서 비롯될 긍정적 결과와 부정적 결과를 어떻게 추정하는지 서술한다.
   - 평소 나는 "만약 …이라면 어떤 일이 생길까?", "어떤 환경에서 나 자신에게 그 질문을 하는가?"를 얼마나 자주 생각하는가?
   - 환자를 돌볼 때 평균적으로 얼마나 먼 미래까지 생각하는가? 보건의료 환경(급성 간호, 장기 간호, 가정 간호 등) 이 미래에 대한 나의 사고에 어떻게 영향을 미칠까?
7. 지식 전환 "맥락에 잘 들어맞도록 개념의 조건, 성질, 형태, 기능을 변화시키거나 전환하는 것"
   - 추상적 사고를 설명하는 것과 구체적 사고를 설명하는 것을 각각 서술한다. 나에게 우세한 사고 유형은 어느 것인가? 왜 그렇게 생각하는가?
   - 다른 상황들에서 정보를 어떻게 사용할지에 대해 새로운 것과 새로운 사고방식을 배우는 상황을 서술한다.
   - 문제를 다루는 지식을 혼합하고 여러 다른 자료로부터 지식을 끌어내는 사건을 서술한다.

위에서 제시한 17개의 차원이 간호에서의 비판적 사고를 나타낸다면, 우리의 생각이 그것과 얼마나 일치하는지 보자. 비판적 사고란 "두 겹의 사고"라고 할 수 있다. 그러니 우리의 생각에 대해서 생각해야 한다. 예를 들어, 자신의 비판적 사고 자신감이 얼마나 강한지 또는 임상 실무에서 분석을 얼마나 사용하는지를 스스로에게 물어보는 것이다. [Box 1–5]에 제시된 각각의 사고 연속선에서 자신의 생각이 해당하는 지점에 표기하여 점검해 보자.

Box 1–5 비판적 사고 자가 점검표

지시문 : 자신이 생각하는 정도를 선위에 X 표시하시오.

1. 나의 추론능력에 대하여 얼마나 자신감이 있나?

   전혀 자신 없음 ←————————→ 매우 자신 있음

2. 마음에서 맥락과 함께 상황을 보는 편인가 아니면 부분적으로 사물을 보는 편인가?

   구획화된 사고 ←————————→ 맥락적인 사고

3. 내가 생각하기에 나는 얼마나 창의적인가?

   전혀 창의적이지 않음 ←————————→ 매우 창의적임

4. 나의 생각에 유연성은 어느 정도인가?

   융통성 없음 ←————————→ 매우 유연함

5. 얼마나 탐구적인가?

천성적으로 호기심이 없음 ← → 타고난 탐구력이 강함

6. 지적인 진실성은 얼마나 가지고 있는가?

내 가정에 따라 진행함 ← → 무슨 일이 있어도 진실을 추구함

7. 얼마나 직관적인가?

전혀 직관적이지 않음 ← → 언제나 내 직관에 따라 행동함

8. 얼마나 개방적인가?

매우 편향되어 있음 ← → 모든 가능성에 열려 있음

9. 내가 생각하기에 얼마나 인내심이 있는가?

문제가 생기면 바로 멈춤 ← → 무엇이 방해하든 끝까지 감

10. 얼마나 성찰적인가? 내 사고에 대하여 생각하는가?

전혀 성찰적이지 않음 ← → 자기에 대한 깊은 이해를 항상 갈구함

11. 상황을 얼마나 잘 분석하는가?

상황을 분석하지 않음 ← → 이해하기 위해 항상 분석함

12. 사고할 때 표준에 대하여 얼마나 주의하는가?

나의 판단을 위한 기준을 사용하지 않음 ← → 판단을 위한 기준을 항상 사용

13. 사물에 대하여 얼마나 세심하게 감별하는가?

작은 차이나 유사성을 인지 못함 ← → 작은 것을 항상 인지함

14. 정보 탐색에 얼마나 익숙한가?

무엇이 맞는지 생각으로 판단함 ← → 모든 가능한 증거를 찾음

15. 나의 논리적 추론은 얼마나 강한가?

나의 결론을 전혀 정당화할 수 없음 ← → 증거를 추적하여 결론까지 감

16. 상황에 대한 결과를 예측하는 능력이 좋은가?

닥친 일보다 더 멀리 보지 않음 ← → 항상 생각함. '만약 이런 일이 생긴다면…?'

17. 어떤 상황에서 다른 상황으로 지식 전환을 잘하는가?

교과서적 상황을 선호함 ← → 상황에 따라 개념을 적응할 수 있음

4) 비판적 사고의 적용

안전하고 효과적이며 효율적인 간호 전달이 우수한 간호의 일차 목표이며 이를 위해 비판적 사고가 필수적이다.

다음 사례를 통한 연습은 비판적 사고를 활용하는 간호인력이 일차 이해관계자인 환자에게 어떻게 영향을 미치는지 간접적인 경험을 제공한다. 이 연습을 통해 안전하고 효과적이며 효율적인 환자 간호에 있어서 비판적 사고가 왜 중요한지 살펴보자.

[사례 연습] 최씨를 위한 안전하고, 효과적이며, 효율적인 간호 살펴보기

최씨는 60세 남자이다. 그는 작업장 사고로 왼쪽 손목과 팔꿈치 사이 중간 부분이 절단되어 응급 수술을 위해 크리스마스 휴일 3일 전에 병원에 입원하였다. 그는 사고 전에 좋은 건강 상태를 유지하고 있었지만 40년간 하루에 담배 1~2갑을 피웠다. 그의 팔의 절단된 부분을 제거하고 보철을 준비하는 수술은 성공적이었다. 간호계획에는 진통제 투여, 상처 부위의 감염 관리, 일상생활 활동 보조가 포함되었다. 최씨는 2일이나 3일 후 퇴원할 것으로 예상되었다. 그런데 수술 후 둘째 날, 그는 폐렴에 걸렸고 입원 기간은 6일이나 연장되었다.

최씨의 사례를 읽으면서, 더 나은 비판적 사고가 입원 기간의 연장을 예방할 수 있었는지 생각해 보자.

더 나은 사고에 관한 여러분의 대답은 일상어로 가능하겠으나, 우리는 이전 장에서 기술하였던 비판적 사고 차원의 언어를 사용해서 설명해보겠다. 사용하지 않았던 사고 차원을 생각해 본다. 만약 간호사가 표준을 적용했다면, 투약과 상처 간호만이 아니라 수술 후 간호계획을 개발하여 기침, 유발 폐활량계, 호흡상태의 정확한 사정을 포함하도록 간호를 계획했을 것이다. 만약 간호사가 맥락적인 관점을 사용했다면, 그들은 최씨의 흡연 습관과 다른 호흡기계 병력을 주의 깊게 사정했을 것이다. 만약 간호사가 감별하였다면, 흡연으로 인해 최씨를 수술 후 폐 합병증 고위험군 환자로 분류하였을 것이다. 만약 간호사가 예측했다면, 수술 후 기침과 심호흡에 대한 엄격한 계획을 수립하지 않는 것의 심각한 결과를 인지했을 것이다. 그들은 그러한 예방 계획을 도입하기 위해 그를 호흡치료실로 이송할 수도 있었을 것이다. 물론, 최씨는 위에서 언급한 모든 간호 중재에도 불구하고 폐렴에 걸렸을 수도 있다. 하지만 더 나은 비판적 사고로 이런 결과는 크게 감소되었을 것이다. 최씨는 팔의 상실로 인한 육체적, 감정적 통증과 조기 은퇴로 고통을 받

았을 뿐만 아니라 잠재적으로 예방 가능한 폐렴 때문에 집에서 가족과 친구들과 함께 즐길 수 있었던 크리스마스와 새해 휴일 기간에도 입원해 있었다.

안전한 간호 뿐만 아니라, 비판적 사고는 효과적이고 효율적인 간호에 중요하다. 효과적인 간호는 개별적이고 정확하다. 효과적인 간호는 환자의 건강 상황에 대한 올바른 중재를 이용한다. 효율적인 간호는 자원이 적절하게 사용되도록 시기적절한 사고를 요구한다. 만약 최씨는 간호사가 좀 더 효과적으로 사고했다면, 사정을 개별화하여 처음부터 바로 폐렴 위험성을 정확하게 진단하고, 적절한 중재를 수행했을 것이다. 더불어 최씨의 간호사가 비판적 사고를 좀 더 사용했더라면 그의 입원 기간은 단축되었을 것이며, 시간과 돈과 에너지를 아낄 수 있었을 것이다. 요컨대 그의 간호는 더 효율적일 수 있었다. 이 시나리오는 사고가 환자와 그들에게 의미 있는 사람들에게 미치는 영향을 잘 보여준다. 비판적 사고는 환자의 의료 결과에 큰 차이를 만든다!

다음 사례는 비판적 사고를 충실히 하지 못했을 때 발생할 수 있는 심각한 환자 결과를 보여준다.

장씨는 76세의 81㎏ 여성으로 대체로 건강하지만 왼쪽 무릎에 퇴행성관절염으로 인한 부종과 통증이 심각하다. 그녀는 무릎 대치술을 받기로 결정하였다. 왼쪽 무릎을 대치하는 수술 24시간 후, 그녀를 병원 침대에서 휠체어로 옮기는 동안 보건의료제공자는 그녀를 바닥에 떨어뜨렸고 수술 부위를 상하게 했다. 복원 수술 후 연장된 재활 기간 동안 그녀는 잘못된 크기의 무릎 지지 교정기에 적응해야 했다. 이렇게 3주가 지난 결과 그 복원을 위해 수술을 또 해야 했고 이로 인해 무릎 통증은 더 심해졌다. 세 번의 수술 후 감염이 발생해서 항생제 치료를 장기간 받아야 했다. 감염이 해결된 후에 그녀의 왼쪽 무릎을 융합하는 네 번째 수술을 받았고 이로 인해 왼쪽 다리는 영구적으로 굽힐 수 없게 되었다. 장씨는 결국 네 번의 수술과 5개월의 입원, 그리고 재활 기간이 지난 후에야 집으로 돌아왔다. 그녀의 운동기능은 수술 전보다 나빠졌다.

여러분이 이제 막 실습을 시작한 간호대학 학생이든 수년간 경험 많은 간호사이든, 이 사례를 읽어보면 장씨의 간호에 있어서 비판적 사고가 전혀 이루어지지 않았다는 가장 명백한 사실을 바로 확인할 수 있다. 충분치 못한 사고가 보건의료제공자의 실수(안전하지 못한 환자 이동과 부적절한 장비 선택)와 시스템의 실수(이동 정책과 감염 관리)에 기여하였고, 그 결과 환자 간호를 심각하게 저해하였다.

효율적인 통증 조절 간호와 관련된 다음 사례를 읽어보자.

> 김씨는 63세 남성으로 폐암이 흉추와 요추로 전이되어 방사선치료를 받기에 앞서 신체검진이 예정되었다. 그러나 그의 건강상태가 너무 나빠 치료를 시작하지 못했고 심각한 허리 통증으로 입원하게 되었다. 그의 여러 질병에는 비만(178㎝, 152㎏), 좌우심부전, 고혈압, 하지부종 +4, 그의 등쪽 T9 부위에는 +3 부종이 있다. 그는 진정제에 매우 민감하여 과거에 바이코딘 한 알로 기절할 지경이 되기도 하였다. 그에게 펜타닐 패치가 처방되었다. 전문간호사가 그의 특정 통증 부위를 확인하여 방사선 초점 치료를 준비하기 위해 병실에 갔을 때, 그는 통증이 있음에도 펜타닐 패치를 붙이고 있지 않았다. 환자 부인에게 물어보니 김씨가 예전에도 반창고는 효과가 없었다며 패치를 떼어냈다는 것이다. 그녀는 남편이 통증이 너무 심해 밤 동안 간호사를 계속 불렀다고 말한다. 환자는 통증이 발생하는 등 부위를 확인할 수 없다며 모든 곳이 다 아프며 다리로까지 방사된다고 말했다. 당황한 전문간호사는 환자의 차트를 보고 간호일지에서 해당 부분을 찾아냈다. "3AM: 환자는 간호보조원에게 4점의 통증을 보고하였다. 4AM: 간호사가 사정했을 때 환자는 7/9점의 통증을 보고하였다. 바이코딘 두 알을 투약하였다. 환자는 밤 동안 30분마다 간호사를 불렀다." 진통제 투약할 특정 시간을 확인하고 싶어서 전문간호사는 컴퓨터기록에서 약물배송 시간을 살폈고, 3:40에 투약이 이루어졌다는 것을 알았다. 이 문제를 간호사와 상의하자 간호사는 진통제를 주기까지 40분이나 걸렸다는 것에 놀라워하였다. 간호사는 밤에 너무 바빠서 "최선을 다 했어요. 밤새도록 동분서주했다니까요." 라고 말했다. 전문간호사는 방사선종양부서로 돌아와, 환자의 모든 평가가 완료될 때까지 방사선치료는 연기될 것이라고 기록하였다.

이 상황은 너무 적은 인력으로 너무 많은 요구를 감당하려다 어찌할 바 모르게 된 간호사에게는 무척 흔한 상황일 것이다. 우리는 비슷한 상황에 처해봤기 때문에 즉시 이 밤번 간호사를 변호하고 싶어질 것이다.

만약 우리가 그 방어본능을 잠시 옆으로 치워놓고 효율 쟁점을 생각해 본다면 무엇을 알아낼 수 있겠는가? 효율 측면에서 진통제 투약의 지연은 밤번 간호사와 전문간호사 모두에게 많은 문제를 줄줄이 일으켰다. 맥락적 관점이 필요하다. 간호사는 보조원이 통증을 철저히 사정할 준비가 안 되었고 환자의 과거력을 고려했을 때 밤 동안 특정 부분에 초점을 맞춰 간호사 자신이 통증을 사정했어야 했다는 것을 깨달을 필요가 있었다. 통증이 통제되었다면 전문간호사는 환자가 방사선치료를 받을 수 있도록 준비시키는 자신의 업무를 다할 수 있었을 것이다. 간호사의 감별은 통증 사정 말고 다른 과업을 보조원에게 위임하도록 도왔을 것이다. 전문간호사는 감별 능력을 더욱 사용할 수 있었을 테고 직원들도 환자가 필요로 하는 것을 바로 알아차렸을 것이라 확신한다. 간호의 표준 적용은 환자의 부인이 펜타닐 패치에 대해 배울 수 있도록 확실히 했을 것이다. 간호사와 전문간호사 둘 다 그들의 사고에 자신감이 필요한데, 그렇게 되면 이렇게 환자 통증이 잘 통제되지 않는 상황을 초래한 시스템 문제를 정교화할 수 있을 것이다.

투약 시 안전에 관련된 다음 사례를 살펴보자.

설씨는 오늘 퇴원 예정이고 집에서 투약해야 할 약물 목록이 있다. 그는 입원 기간 동안 Celexa를 복용해 왔다. 담당간호사인 권간호사는 누군가 병가를 내서 오늘 5명의 환자를 돌보고 있어 수혈하느라 바빠 Celexa 대신 Celebrex가 지시된 것을 알아채지 못한다. 그녀는 방금 들어오는 김신규 간호사에게 설씨의 퇴원교육을 끝마치는 걸 도와달라고 요청한다. 김신규 간호사는 신규간호사이다. 그녀는 설씨를 교육하러 가기 전에 퇴원약물을 확인한다.
그녀는 목록에 있는 Cerebrex를 인지하지 못하지만 차트를 보고 설씨가 투약해 왔던 약물일 것이라 짐작한다. 김신규 간호사는 약물사전을 찾아보았지만 알아낼 수 없다. 그녀는 설씨의 주치의가 서둘러 병동을 떠나는 것을 보면서 그를 귀찮게 하고 싶지 않다. 그녀는 약국에 전화하지만 통화 중이다. 바로 그때 설씨의 부인이 간호사실로 들어온다. 부인은 차에 개를 두고 왔다며 밖이 덥다고 말한다. 그녀는 설씨가 휠체어에 이미 앉아 있으며 퇴원할 준비가 되었다고 한다. 김신규 간호사는 설씨를 병원 입구까지 동행하며 가능한 빨리 처방전을 받도록 하고 질문이 있으면 전화하도록 당부한다. 설씨는 Celexa 대신 Celebrex 처방을 받아 집으로 간다.

이런 일이 발생할 수 있다고 생각하는가? 흔한 일이 아니길 바라지만 전국적이고 전 세계적인 간호인력 부족을 고려한다면 발생할 가능성이 있는 일이다. 어떤 비판적 사고 차원을 사용했는지 찾아냈는가? 우리는 이 놓친 비판적 사고 차원을 파악해 보았다. 여러분의 목록을 우리의 것과 비교해보자.

위 사례에서 간호사가 놓친 비판적 사고는 다음과 같다.

- 권간호사와 김신규 간호사에 의한 다른 투약의 불충분한 감별
- 김신규 간호사에 의한 약물 주입과 관련한 불충분한 표준 적용
- 약물의 불일치를 확인하는 데 있어서 김신규 간호사에 의한 충분하지 않은 인내심
- 김신규 간호사가 그녀의 걱정을 밀고 나갈 때 보였듯이 그녀의 추론에 대한 자신감 없음

비판적 사고의 부분으로서 투약오류로부터 보호하기 위한 방법을 위해 시스템을 살펴

보게 될 것이다. 투약오류를 줄이는 방법에 대한 팀 사고에 참여할 필요가 있는 이들에 대해 생각하자. 간호사들이 흔히 혼동하는 약물 이름을 주의시키는 체계적 전략을 어떻게 창안할 수 있겠는가?

임상 실무 환경에서의 팀 회의와 팀 사고를 고려해볼 수 있는 다음 사례를 읽어보자.

소씨는 심방 세동의 영향으로 인한 경증의 우측 허혈성 뇌졸중이 발생했고, 이로 인한 좌측 편마비 상태의 재활치료를 위해 아급성 병동에 입원한 75세 기혼 남성이다. 그는 기력회복과 신체기능 향상을 위해 단기간 입원을 하기로 했다. 투약은 퇴원할 때까지 제공되었다. 일주일이 지난 후 그는 물리치료사(PT), 작업치료사(OT), 언어병리사(SLP), 간호사(RN), 영양사(RD), 내과의사(MD), 사회복지사(SW), 책임간호사와 함께 진행하는 의료 집담회에 참여한다. 다행스럽게도, 그의 담당의와 전문간호사는 이 기관에서 정식 직원으로 근무하며 주기적으로 순회한다. 소씨의 다른 가족들은 아무도 나타나지 않는다. 그는 "나는 내일 집에 가고 싶어요. 나는 정말 좋아진 것 같아요. 그리고 더 이상 모두의 시간을 소모하고 싶지 않아요."라고 말한다.

집으로 가겠다는 말은 소씨가 입원한 이후로 계속 반복했던 요구였다. 사회복지사는 소씨가 치매에 걸린 아내를 돌보는 일차 돌봄제공자라는 사실에 대해서 알고 있었다. 아내는 소씨가 병원에 있는 동안 비행기를 타고 날아온 아들이 돌보고 있다. 사회복지사는 소씨가 상당한 보험금을 받고 은퇴한 기술자라는 것을 보고한다.

PT, OT, SLP는 모두 소씨가 지난 일주일간 훌륭한 진전을 보여 왔다고 보고한다. 그는 contact guard(물리치료의 한 종류)로 50피트 가량 보행을 한다. 그는 행동과 의사결정에서 약간 충동적이며, 즉시 과업을 처리하려는 경향을 보인다. 의료팀은 그가 안전과 기력 문제로 하루에 두 번씩 최소 2주 이상의 치료를 받을 수 있다고 생각한다. 그는 주의 집중을 방해하는 것을 피하고, 기도 내 흡인을 주의하며 그의 방에서 식사를 계속한다. 그는 충동적으로, 음식을 완전히 씹지 않고 벌컥벌컥 들이키며 식사한다. 영양사는 의료팀에게 소씨의 체중이 안정적이고, 영양적 요구가 전체 칼로리 소모량을 충족한다고 알린다.

간호사는 다음의 문제, 즉 손상된 신체적 기동성, 배변 자가간호결핍(배뇨후 잔뇨량 확인과 무균 간헐적 도뇨를 요구한다), 편측 무시, 손상된 피부 통합성(꼬리뼈 부분의 3단계 욕창), 의학적 상태에 대한 지식 부족 등을 확인했다. 낙상 고위험성은 입원 당시 확인되었고, 간호사는 그가 지난 밤 혼미한 상태에서 침상에서 떨어졌었다는 기록을 한다. 전문간호사가 그를 봤는데, 손상은 없었으나, 여전히 오늘 아침에도 혼미한 상태이다. 입원 기간 불완전배뇨로 소씨에게 유치도뇨관을 삽입했기 때문에, 요로감염을 체크한다. 간호사는 또한 Coumadin(Wafarin) 용량이 여전히 안전하지 않기 때문에 걱정하며, 그의 최근 혈액응고 국제표준비율(INR) 수치는 4.0이었다. 전문간호사는 그의 낙상이 염려되어 오늘 즉시 INR을 체크하도록 처방했다. 만약 항생제가 사용된다면 그의 INR 수치에 영향을 미칠 수도 있다. 만약 그의 혼미한 상태가 악화된다면, 그는 출혈 상태에 대해 평가받기 위해 병원으로 이송되어야 할 것이다.

이 사례는 실제 상황을 요약한 것이지만, 우리는 여기서 아이디어를 얻을 수 있다. 의료팀의 비판적 사고와 두 사람의 생각이 한 사람의 접근보다 더 낫다는 전제 하에 '좋음–더 좋음–최상' 중에서 어떤 등급을 매길 수 있는가?

임상 분야에서 전형적인 팀 회의는 모든 사람에게 어느 정도의 정보를 입력하고, 문제와 관심사의 화제를 꺼낼 기회를 제공한다.

팀 회의에서 이루어지는 다양한 상호작용을 통해 도출되는 아이디어들이 환자에게는 분명 도움이 될 것이다. 우선, 이러한 변화는 (1) 집에 가서 아내를 돌보고 싶어 하는 소씨에게 그와 아내의 안전에 대해서 터놓고 논의하는 것, (2) 아내를 돌보는 데 도움 받을 수 있는 지역사회 자원들에 관한 선택사항들을 소씨와 논의하는 것, (3) 소씨가 자신의 충동적 행동 양식과 행동들이 그의 안전에 영향을 미칠 수 있다는 것을 이해하도록 돕는 것을 포함한다. 회의에서 논의된 모든 이슈는 환자 간호에 중요하지만, 팀 회의에서 단순히 정보 공유를 하는 것만으로 진정한 협력적 사고가 일어나는 것은 아니다.

만약에 우리가 오늘의 사고에 근거하여 어제의 사고가 힘들었다고 생각한다면, 우리는 내일의 사고는 더 힘들 것이라고 생각한다. 우리는 이것이 맞는다고 생각하는가? 기계적으로 생각하지 말자. 우리가 비판적 사고를 어제의 견해에 따라 기계론적 맥락으로 생각했을 때 맞지 않았다는 것을 기억하자. 비판적 사고는 비선형적이고 동적인 복합적인 적응 체계와 더 잘 맞는다. 오늘날 비판적 사고자들은 어떤 체계에서는 아직도 말썽꾼이라고 생각된다. 하지만 그것은 변화하고 있으며 비판적 사고능력이 있는 임상간호사와 교육자는 상위 생존 기술을 가진 사람들에게 열린 마음을 가지고 있다.

비판적으로 생각하는 간호사는 그들의 추론에 더 자신감을 가진다. 추론에 대한 자신감은 간호사로 하여금 생각을 말하고, 잠재적인 오류나 위기일발을 자유롭게 규명하고, 팀 모임에 기여하게 하며 그들의 결정에 대한 견고한 이론적 근거를 제공하도록 한다.

3. 비판적 사고의 개발

여기서는 비판적 사고를 어떻게 하는가(how to)를 탐색한다. 당신의 사고에 영향을 미치는 요인과 비판적 사고의 대부분을 활용할 수 있는 학습 전략을 배우는 게 필요하다. 사고하는 것은 음악, 예술, 운동처럼 일종의 기술이라는 것을 명심하자. 다른 기술과 마찬가지로 비판적 사고에 있어서도 우리만의 스타일과 능력을 갖출 수 있으며 이를 통해 우리의 교육, 실무, 코칭도 향상될 수 있다.

1) 비판적 사고 개발 단계

다음 다섯 단계를 통해 우리의 비판적 사고 잠재력을 달성할 수 있을 것이다.

(1) **통찰력과 자기인식을 얻어라.** 전문가는 비판적 사고를 어떻게 설명하는가? 당신은 개인적으로 비판적 사고를 뭐라고 기술하는가? 당신의 성격, 학습방식, 훈육방식이 당신의 사고에 어떻게 영향을 미치는가? 사고에 영향을 미치는 다른 요인에는 무엇이 있는가? 어떤 전략이 도움되겠는가?

(2) **관계에 대한 신뢰를 구축하고 모든 관계에서 상호 의사소통을 목표로 삼아라.** 숙련된 의사소통뿐 아니라 사실, 생각, 아이디어, 감정의 개방적이고 정직한 교류가 핵심이다.

(3) **근거에 기반한 참조를 사용하여 그룹의 누구든지 비판적 사고가 수반하는 것에 대해 공통적으로 이해할 수 있도록 하라.** 이것이 무엇이 진행되고 있으며 무엇을 향상시켜야 하는지 논의하기 위한 "말하기 지점"으로 기여한다. 모든 사람이 같은 페이지에 있어야 한다.

(4) **비판적 사고에 요구되는 태도, 지식, 기술을 개발하기 위해 노력하라.**

(5) **피드백을 요청하라.** 당신의 사고와 수행과 관련된 공식적·비공식적 평가는 비판적 사고 향상에 필수적이다. 당신이 무엇을 잘 하고 있는지와 향상을 위해 무엇을 할 수 있는지를 알 필요가 있다.

비판적 사고는 상호간의 의사소통에 달려 있다. 개방적이고 정직한 대화를 촉진할 수 있는 행동들을 고려하기 시작하자. 이러한 행동이 상호 존중과 의사소통을 촉진하기 위한 기반이 된다.

2) 비판적 사고 전략

다음은 비판적 사고에 필수적인 10가지 질문을 요약한 것이다. 이 주요 질문들 후에 논리, 직관, 시행착오를 사용하여 해결하도록 한다.

(1) 주요 질문들

다양한 상황에서 비판적 사고를 촉진하기 위해 물어야 할 10가지 주요 질문들은 다음과 같다.

① 환자 간호가 완료되었을 때 관찰될 것으로 기대되는 주요 성과는 무엇인가?

가능한 한 구체화 시킨다. 예를 들면 상황1의 애매한 성과를 상황2처럼 좀더 구체적 성과와 비교한다.

㉠ **상황1** : 이틀 후면 조군은 집으로 퇴원할 것이다.

㉡ **상황2** : 이틀 후면 조군은 집으로 퇴원하여 엄마와 같이 지낼 것인데, 어머니는 퇴원 전까지 무균적 드레싱 방법을 시범보일 수 있을 것이다.

② 주요 성과를 달성하기 위해 정확히 어떤 문제, 이슈, 위험을 관리해야 하는가?

이 질문을 하게 되면 우선순위를 정하는 데 도움이 될 것이다. 결과를 얻기 위한 과정을 방해할 만한 문제, 이슈, 위험을 해결하는데에 우선순위를 배정하라. 위의 사례를 보면 조군의 엄마는 당신에게 자신이 무균적 드레싱 교환에 대해 아는 것이 없다며 어떻게 하면 육아 기술을 향상시킬 수 있는지 알고 싶다고 말한다. 시간이 없다면 환아 엄마에게 드레싱 교환법을 교육하는데 최우선 순위를 주고, 참고할 만한 유인물이나 지지그룹에 대한 정보를 줌으로써 더 나은 부모의 역할 관련 이슈를 다룬다.

③ 이 환자의 특정한 상황에 있어서 맥락은 무엇인가?

비판적 사고에 대한 접근은 맥락에 따라 변한다. 예를 들면, 당신이 강의실에 있는데 쇼크에 빠진 환자를 어떻게 간호해야 하는지 누군가 묻는다. 확실하지는 않지만 당신은 스스로 알고 있다고 생각하기에 대답하는 게 적절하다. 그러나 만약 임상현장에 있다면 불확실한 지식으로 쇼크 환자를 간호하려는 것은 위험하다.

④ 이 환자를 간호하기 위해서 어떤 지식과 기술이 필요한가?

분과별 지식과 기술을 갖추는 것은 비판적 사고에 결정적이다. 예를 들면, 만약 당신이 흉통의 원인과 일반적인 치료법을 모른다면 흉통 환자 간호에 대해서 어떻게 비판적 사고를 할 수 있겠는가? 어떤 지식과 기술이 필요한지 모른다면 당신은 아마 관여할 만큼 충분히 알지 못하는 것이다. 도움을 청하라.

⑤ 실수할 여지가 얼마나 있는가?

실수할 여지가 별로 없다면 우리는 상황을 매우 신중하게 사정해야 하고 모든 가능한 해결책을 점검해야 하며 신중한 결정을 내리기 위해 모든 노력을 기울여야 한다. 예를 들면, 다음 중 실수할 여지가 적은 상황은 어떤 것이며 각각의 상황에서 당신은 의사결정 변화에 어떻게 접근할 것인가?

㉠ **상황1** : 대체로 건강상태가 좋은 사람에게 처방전 없이 살 수 있는 항히스타민제를 줄 것인지 결정할 필요가 있다.

㉡ **상황2** : 다중의 만성 건강문제를 가진 사람에게 처방전 없이 살 수 있는 항히스타민제를 줄 것인지 결정할 필요가 있다.

상황1은 대상자가 아직 질병이 없는 것 같고 항히스타민제와 상호작용이 있을 만한 약을 투약하지 않는 것으로 보이기 때문에 실수해도 될 여유가 있다. 상황2는 의사와의 논의가 요구된다.

⑥ 당신에게 시간이 얼마나 있는가?

당신에게 시간이 충분하다면 교과서 같은 자원을 활용하면서 독자적으로 생각할 시간을 확보할 수 있다. 만약 시간이 별로 없다면 명령체계를 활성화시키는 게 필요할 수 있다. 당신의 상위책임자에게 즉시 문제를 보고하라. 환자의 안전과 건강이 최고의 것이다.

⑦ 어떤 인적자원과 정보가 도움이 되겠는가?

교과서, 컴퓨터, 전문가 같은 자원을 확인하는 것은 비판적으로 사고해야 하는 당신이 정보를 얻는데 필수적이다. 예를 들면, 약전에 있는 모든 약물의 모든 부작용을 알 필요는 없다. 그것보다는 당신이 상세한 정보가 필요할 때 아는 게 낫다. 설명서에서 약물을 찾아서 모든 부작용에 대해 자세히 조사하려면 약사와 점검하라.

⑧ 누구의 관점을 고려해야 하는가?

비판적 사고는 관여된 모든 핵심 인물들의 관점을 고려할 것을 요구한다. 그렇지 않으면 당신은 상충되는 목적이 생길 위험이 있다. 예를 들면, 가정 간호를 위한 효과적 계획을 세우기 위해 당신은 환자과 가족원, 다른 건강관리팀 멤버의 관점을 고려해야 한다. 만약 당신이 할머니 환자를 밝은 색의 약을 많이 들려 퇴원을 시켰는데, 누구도 그 집에 있는 걸음마쟁이 아기의 관점을 고려하지 못했다면 어떤 일이 발생할지 상상해보라.

⑨ 무엇이 사고에 영향을 미치는가?

개인적 편향과 같은 영향 요인들을 인지하는 게 우리가 공평한 선택을 하는데 중요한 단계인 이권을 확인하는데 도움이 된다. 예를 들면, 유산에 강하게 반대하는 간호사가 산부인과에서 일하기를 거부할 수 있는데 그 간호사의 결정으로 인해 객관적인 간호를 제공하는데 어려움이 생길 수 있을 것이다.

⑩ 질문2에서 확인된 문제, 이슈, 위험을 모니터하고 예방하며 관리하고 제거하기 위해 무엇을 해야 하는가?

예를 들면 만약 당신에게 수술 후 부동환자가 있다면 피부 문제를 예방하는 것이 위험한 욕창을 예방하고 시기 적절한 퇴원을 위해 간호되어야 할 문제이다.

(2) 논리, 직관, 시행착오 활용하기

논리, 직관, 시행착오가 비판적 사고와 어떻게 연관있는지 살펴보자.

① **논리**–사실(근거)를 기반으로 하는 온전한 추론–는 비판적 사고의 토대이다. 가장 안전하고 가장 믿을만한 접근법이다. 모든 중요한 결정과 의견을 위해서는 당신 사고의 논리를 설명할 수 있는지 확인하라.

② **직관**–생각할 가치가 있는 부분–은 "근거 없이도 무엇인가를 아는 것"으로 가장 잘 표현된다. 전문가에게 직감은 문제해결 속도를 높이는데 그들 머리에 경험적 지식이 많기 때문이다. 그들에게 행동하면서 사고하기는 빠르고 역동적이며 직관적이다. 초보자는 단계별 논리에 더 의지해야 한다. 때로는 일들이 반직관적–직감이 말하는 것과는 반대–이기도 하다는 것을 명심하라. 중요한 상황에서 논리를 사고에 불러오고 직관을 지지하기 위한 근거를 찾아보라. 만약 당신 직감을 받쳐줄 만한 근거가 없으면 직감만으로 행동하는 위험을 고려해라. 예를 들면, 당신의 직감에 따라 컴퓨터에 무언가를 했는데 재앙으로 끝났던 때를 기억할 수 있는가? 이것은 환자에게도 일어날 수 있는 일이다.

③ **시행착오**–효과적인 것을 찾을 때까지 여러 가지 해결책을 시도하는 것–는 위험하지만 때로는 필요하다. 실수의 여지가 많을 때, 문제를 긴밀히 모니터링할 수 있을 때, 해결책이 논리적으로 생각된 것일 때에만 시행착오를 활용하라. 유용한 시행착

오의 흔한 예로는 처리하기 곤란한 상처에 적용할 최선의 드레싱 방법을 결정하려는 시도인데, 최선의 방법이 결정되기까지 여러 번의 시도가 있을 것이다.

3) 비판적 사고 촉진 습관

비판적 사고를 향상시킬 수 있는 습관을 개발하는 것은 "지속적인 작업 과정"이다. 비판적 사고는 계속적인 자기 성찰, 자기 교정, 연습을 요구한다. 우리는 시간이 지나면서 경험과 통찰력을 얻는다. 당신의 개인적 습관이 당신 삶에 균형을 가져오고 비판적으로 사고할 수 있는 능력을 증진시킬 수 있는 다음 행위들을 어떻게 만들어갈 것인지 고려해보자.

(1) 능동적으로 행동하고 자신의 삶에 책임을 진다.
(2) 너의 길을 확인하라. 당신의 일은 중요하며 일을 가진다는 것은 특권이다. 집중하며 – 당신이 하는 모든 일에 온전히 존재하라. 모든 행동, 관계, 과업에 완전한 주의를 준다.
(3) 효과적으로 의사소통하라. 당신 자신을 제시하기 전에 타인의 관점을 이해하기 위해 노력하라.
(4) 끝을 염두에 두고 시작하라. 명확한 기대 성과를 확인한다. 당신이 성취하고 싶은 것이 정확히 무엇인가? 목표와 기대치를 명확히 제시하라.
(5) 우선순위를 안다 – 첫번째 것을 먼저 하라. 무엇이 중요한지 결정하고 매 순간, 매일매일 우선순위를 고수하라.
(6) 좋은 카르마(모든 사람에게 좋은 것들을 가져다주는 영적 에너지)를 만들어라. 당신의 생각과 행동이 당신 환경에 직접 영향을 미친다. 남을 판단하거나 소문이나 부정적 분위기에 휩쓸리지 않는다.
(7) 윈윈(win-win)을 생각한다. 모든 인간 관계에서 상호 이익을 목표로 한다.
(8) 당신이 누구인지 항상 생각하고 칼날을 선명하게 갈아라. 당신을 신체적으로, 정서적으로, 영적으로 살펴라. 스티븐 코비는 설명하기는 "이런 식으로 칼날을 날카롭게 갈아라: 몇 시간이고 나무통을 자르고 있는 남자가 있다. 톱이 무뎌서 남자는 곧 지친다. 누군가 지나가다가 톱을 날카롭게 갈면 나을 것이라고 제안한다. 남자는 대답한다. "시간이 없어요." 그리고는 비효율적으로 계속 일을 한다.
(9) 좋은 학습 습관을 개발하고 평생학습에 몰두하라. 매일 새로운 것을 배우고 남들도 그럴 수 있도록 돕는다.

4. 임상적 판단의 향상 전략

임상적 추론과 임상적 판단 기술을 개발하기 위해서는 자원을 관리하고 합병증을 예방하며 다양한 환자의 복잡한 상황에 있어서 신체적, 정신적 안녕을 촉진하기 위한 기술을 개발하는 게 요구된다. 간호사는 비판적 사고, 임상적 추론, 임상적 판단이라는 용어를 상호 교환적으로 사용하고 있다. 비판적 사고는 임상적 추론, 임상적 판단, 임상현장 외에서의 추론도 포함하는 "포괄적 용어"이다. 비판적 사고와 임상적 추론은 둘 다 사고과정인데 반해 임상적 판단은 사고의 결과로 당신이 형성한 의견이나 결정을 말한다. 임상적 판단은 특히 초심자에게 있어 환자 상황이 바뀌는 때와 그에 대해 무엇을 해야 할지 인지하는 방법을 아는 것을 포함한다.

1) 임상적 판단의 의미

임상간호교육에서는 지식의 두 가지 유형인 임상 지식과 임상적 판단이 필요하다. 임상 지식은 실제 능력과 이론적 개념이 실제 상황에서의 경험을 통하여 정련될 때 개발되는 통합된 지식체이며, 임상적 판단은 실무 지식의 핵심이다. Tanner(2006)는 환자의 요구, 염려, 건강문제에 관한 해석 또는 결론을 의미하는 것으로, 행동을 하기 위한 결정을 하고, 표준화된 접근을 이용하거나, 환자의 반응에 적응하도록 새로운 것을 바로 적용하는 것을 의미한다고 정의하였다. Chase(1995)는 임상전문가가 환자행위를 해석하고 환자의 상태에 대한 의사소통을 하는 복합적인 인지과정으로서, 판단을 하는 것은 환자의 치료요구에 대한 결정을 하는 것이라는 의사결정의 의미를 포함시켰다.

이에 반해 Lasater(2007-b)는 임상적 판단이 환자의 질병과 다차원적 문제에 대한 간호사의 반응에 초점을 둔 사고와 평가적 과정을 의미하며, 환자의 독특한 요구에 대해 간호사의 배경과 환경에 따라 다른 대처를 하게 된다는 문제해결에 가까운 정의를 하였다. 한편 Gordon, Murphy, Candee와 Hiltunen(1994)은 간호실무에서 필요한 임상적 판단을 진단적-치료적 유형과 윤리적 유형으로 분류하고 두 유형의 추론내용은 다르지만 판단유형에 도달하는 전반적인 추론과정은 비슷하다고 하였다.

임상적 판단이라는 용어는 비판적 사고와 상호 교환적인 의미로 사용되어 이와 관련된 연구는 임상적 판단 그 자체보다는 비판적 사고에 관한 연구가 대부분이다. 따라서 국외의 경우, 간호학생의 비판적 사고능력에 대한 연구들이 보고되어 있으며, 우리나라에서도 간호학생의 비판적 사고능력과 임상수행 능력의 관계를 보고한 연구들이 있다. 이는 환자간호에 근거중심 간호가 도입되면서 임상실습 시 간호학생들의 비판적 사고능력을 확인하고 이를 증진시키기 위하여 실습교육을 개선하기 위함이며, 실무에서 간호사들이 수동적인 정보 제공에 그치지 않고 과학적인 원칙과 방법에 기초하여 확증에 기반을 둔 의사결정을 할 수 있도록 하는 노력(Hwang, 2005; Shin et al., 2005)이라고 볼 수 있다. Shin 등(2005)의 연구에서는 비판적 사고성향을 개인적인 성향, 습관으로 진실추구, 개방성, 분석, 체계성, 자신감, 호기심, 성숙의 영역으로 분류하여 측정한 결과, 간호대학생들의 비판적 사고성향과 기술은 학년이 높아져도 향상되지 않아서 현재 간호교육의 문제점을 해결하기 위한 교육과정의 개발이 필요하다고 하였다. 또한 간호수행능력을 향상시키기 위한 통합 교육 프로그램을 적용하였을 때 직접적인 간호 수기술의 수행능력보다 논리적 추론능력이 낮았으나, 합리적인 의사결정과 간호과정 적용에 통합 실습평가 프로그램이 도움이 되었다는 학생들의 경험을 제시하였다(Shin et al., 2007). 그러나 간호학생들의 임상수행능력을 높이기 위한 이러한 간호교육방법의 개선 노력에도 불구하고 졸업 후 신규간호사가 되어 실제적인 임상실무에 접하면 실무문제를 해결하는데 규칙 지배적 사고를 이용하여 비판적 사고와 이해력을 상황에 맞지 않게 서술하고(Forneris & PedenMcAlpine, 2007), 비판적 사고의 개념적 정의에 대한 의견이 일치되지 않고 있으며(Ahn, 2004), 비판적 사고를 측정할 만한 도구가 부적절한 상태(Riddell, 2007)에 있어 지속적인 노력이 필요함을 알 수 있다.

임상적 판단은 비판적 사고의 성과로 나타나는 것이며, 이는 직접 및 간접 간호 수행에서 나타나고(FeslerBirch, 2005), 임상수행에서 간호판단을 위해서는 간호지식이 필수적이다. 따라서 간호지식을 바탕으로 비판적 사고를 하여 실제적인 간호상황에서 적절한 판단을 할 수 있는 능력을 가지는 것이 중요하다고 하겠다.

2) 임상적 판단의 개발 전략

임상적 판단 개발에는 임상적 경험이 함께 와야 한다. 공통적인 건강문제를 연구하고 임상적 경험을 추구하며 임상현장에 준비되기 위한 몰입이 요구된다. 다음 전략들은 먼저 계획을 세워서 대부분의 임상적 학습 기회를 만드는 것을 도울 것이다.

(1) **참고자료를 항상 숙지한다** – 교과서, 휴대용 도구, 포켓 가이드, 개인별 “cheat sheets” 등을 지참하여 다음을 항상 확인한다.

① 용어와 개념을 학습한다. 색전, 혈전, 정맥염과 같은 단어를 마주쳤는데 그 의미를 모른다면 직접 그 뜻을 찾아봐야 그 단어들이 장기 기억의 일부분이 될 것이다. 맥락 안에서 용어를 배우는 것이 당신의 두뇌가 개별 정보보다는 집단과 연결하여 정보를 저장하는데 도움을 줄 것이다.

② 정상치 결과(예: 검사결과 정상치, 사정 결과, 질병의 진전, 성장과 발달)에 익숙해지도록 한다. 무엇이 정상인지 알게 되면 정상을 벗어나는 정보에 접하게 될 때 빠르게 알아차릴 수 있게 된다.

③ ‘왜?’냐고 질문한다. 정상과 비정상 결과가 왜 발생했는지 알아내라(예: 심장이 정상적으로 기능할 때에는 없는데 심부전일 때에는 왜 부종이 발생하는가?).

④ 문제－특화 사실을 학습한다. 문제가 보통 어떤 식으로 발현되는지(징후와 증상), 무엇이 일으키는지, 어떻게 치료하는지 알 필요가 있다.

(2) **간호과정의 원칙을 적용한다.** 예를 들면, 행동 전에 사정하고, 준비하며 필요하면 접근을 수정한다. 추측보다는 근거에 기반하여 판단한다.

① 사정도구는 기관마다 다양하므로 프리셉터, 교수, 매니저에게 사고를 안내할 만한 표준도구와 다양한 상황에서의 기록체계가 있는지 요청하라. 포괄적 사정 도구와 초점 사정도구를 반드시 요청하도록 한다. 포괄적 도구는 보통 환자 입원 시 사용한다. 초점 사정도구는 보통 특정 문제에 대해 모니터할 때 사용된다.

② 당신이 사용하는 도구가 기반하고 있는 추론을 확실히 이해해야 한다. 도구에 따라 각각의 자료를 수집하는 이유를 알아내는 것이 각각의 상황이 어떻게 연관되는지 배우는 데 도움을 준다.

③ 자료를 그저 기록하지만 말아라. 당신이 기록하고 있는 것을 반추하고 패턴과 생략된 것을 찾도록 한다.

④ 당신이 사용하는 도구는 자료에 대해 당신이 생각하는 방법에 영향을 준다는 것을 깨달아라. 예를 들면 ‘기능적 건강 양상에 의한 간호사정 도구(Gordon)’ (Box 1–6)는 환자의 기능 문제를 파악하기 위해 자료를 조직화하는 데 흔히 사용되는 기틀이다. [그림 1–3]은 자료를 수집하는 신체계통 접근을 보여주

[그림 1-3] 신체계통 사정

우선순위 설정을 위해 12시 방향에서 시작하여 시계방향으로 돌면서 사정한다.

전반적 외양, 나이, 키, 몸무게
알레르기, 현재 투약력
의학적 문제와 치료
영양, 수화 상태

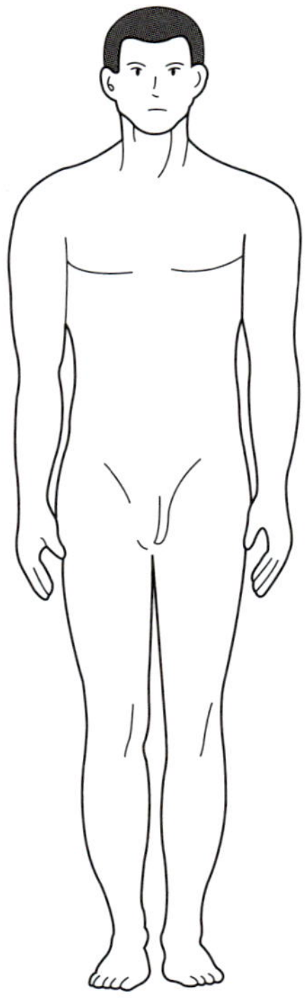

신경계
- 의식수준
- 인지 상태
- 동공, 안구 움직임
- 운동과 감각 협응
- 구토반사와 기타 반사
- 통증

시력과 청력
- 눈, 귀, 코
- 통증

호흡기계
- 기도(입, 목구멍, 코)
- 호흡수, 리듬, 호흡음
- 기침
- 통증

심혈관계
- 심첨, 요골, 슬와, 족배맥박
- 혈압, 최대박동점(PMI)
- 심음
- 말초 맥박
- 통증

피부계
- 피부색, 상태, 체온
- 가려움
- 통증

소화기계
- 입, 치아, 잇몸, 혀, 구개반사, 위, 복부, 장음, 간, 비장
- 통증

비뇨생식기계
- 유방, 음순, 질, 자궁
- 음경, 전립선
- 요도구
- 소변(색, 냄새, 양)
- 가려움, 작열감

근골격계
- 관절가동범위
- 신체 선열
- 골격 선열
- 통증

는 것으로 의학적 문제를 확인하는데 도움이 된다. 자료 조직을 위해 두 가지 방법을 모두 사용하면 간호 문제(인간반응이나 독립성과 안녕 문제)뿐 아니라 일차보건의료인에게 보고해야 할 의학적 문제의 징후 및 증상을 확인하는데 도움이 된다.

Box 1-6	기능적 건강 양상에 의한 간호사정 도구(Gordon's Functional Health Patterns)

1. **건강 지각-건강 관리 양상** : 건강과 안녕의 지각, 건강 증진 방법에 대한 지식과 지속성
2. **영양-대사 양상** : 일상적인 음식과 음료 섭취, 키와 몸무게, 나이
3. **활동-운동 양상** : 일상적인 배변과 배뇨 양상
4. **수면-휴식 양상** : 일상적인 활동과 운동 내구성
5. **인지-지각 양상** : 일상적인 수면과 휴식 시간
6. **자아-인식 양상** : 환경을 인식하기 위해 모든 감각을 사용하는 능력, 환경을 인식하는 일상적 방법
7. **자아 인식-자아 개념 양상** : 능력과 자기 가치의 인식
8. **역할-관계 양상** : 일상적인 책임감과 타인과 관계하는 방식
9. **성-성적 기능 양상** : 성과 생식에 대한 지식과 인식
10. **대처-스트레스 내성 양상** : 스트레스를 관리하고 견디는 능력
11. **가치-신념 양상** : 가치, 신념, 삶의 목표, 영적 수양

(3) **먼저 생각하고, 행동하면서 생각하고 행동 후에도 생각한다**(당신의 생각을 반추한다).

(4) **간호의 원칙, 절차, 기준을 주의 깊게 따르되 그 뒤에 있는 이유들을 잘 이해하면서 한다.** 간호의 원칙, 절차, 기준은 당신이 좋은 판단을 하도록 돕기 위해 고안된 것이지만 언제 어떻게 그것들을 적용하는지 알려면 그것들 뒤에 있는 추론을 알고 있어야 한다.

(5) **지금 해야 할 것인지 나중까지 기다릴 수 있는지 결정을 도울만한 체계를 판단한다.** 이를 위해 다음의 우선순위 설정 방법에 대해 살펴보자.

[표 1-2] 우선순위 설정하기

정 의

우선순위 설정은 두 가지 방법으로 정의할 수 있음: (1) 즉각적인 주의가 필요한 문제와 지속적 행위가 요구되는 것을 구분하는 것, (2) 환자 기록에서 어떤 문제를 해결해야 하는지 결정하는 것

임상적 추론에서 우선순위 설정이 필요한 이유

우선순위 설정 기술이 중요한 이유 :

- 우선순위를 결정하는 방법을 모른다면, 생명에 치명적인 치료 지연을 야기할 수 있다. 예를 들면, 울혈성심부전 증상을 다루는데 높은 우선순위를 배정하지 않는다면 폐부종과 사망으로 진행될 수 있다.
- 주요 문제나 작은 문제에 동등하게 관심을 기울이게 되면 가장 중요한 문제를 관리하는데 필요한 시간이 있다는 것이다. 당신의 환자가 고통을 겪게 될 뿐 아니라 동시에 당신도 혼란스럽고 압도당하는 기분이 들 것이다.
- 대부분의 성과를 달성하기 위해 관리되어야 할 모든 문제는 환자 기록에 기재되어야 한다.

지침 : 우선순위 설정 방법

당신의 시간을 관리하는 것이 임상현장의 안팎에서 우선순위를 설정하는 부가적 전략을 부여할 것이다.

1. 환자에게 지금 경험하고 있는 주요 문제 세 가지를 명명하도록 요청한다.
2. [표 1-1]과 [표 1-2]에 있는 원칙과 전략들을 적용한다. 우선순위 설정 방법에는 한 가지 이상이 있다는 것을 알아둔다. 각 상황에서 당신에게 가장 민감한 것을 고르도록 한다.
3. 환자 기록에 기재되어야 할 문제가 무엇인지 판단한다.
   - 대부분의 기대되는 결과를 명확히 한다. 예: 강여사는 집에 돌아가면 독립적으로 당뇨 치료약을 다룰 수 있을 것이다.
   - 대부분의 성과를 달성하기 위해 해결되어야 할 문제가 무엇인지 판단한다. 예: 강여사에게는 다음 두 가지 문제가 생길 수 있다. (1) 환자 교육: 당뇨 관리, 혈당, 인슐린 주입, (2) 결혼 문제와 관련된 대처

지침 원리

- 고립된 문제가 거의 없는 환자들은 대체로 서로 기여하는 내적 연관성이 있는 문제가 여럿 있다. 예: 탈수는 허약에 기여하며, 허약은 낙상 위험을 증가시킨다. 문제 목록을 만들고 각 문제간의 연관성을 판단하는 것이 우선순위 설정의 열쇠가 된다.
- 안전에는 항상 높은 우선순위를 주도록 한다. 예: 투약 안전, 낙상과 손상 예방, 감염 예방, 일상생활 안전, 피부손상 예방, 부동과 관련된 위험, 환자 교육 요구
- 우선순위 설정에는 "80/20 법칙"을 적용한다. 당신의 환자를 위해서 해야 할 모든 일을 100%로 생각하라. 그리고 나서 환자의 안전을 지키기 위해 해야 할 20%를 파악한다. 이것이 당신 시간의 80%를 쓸 필요가 있는 지점이다.

[표 1-3] Maslow의 욕구 계층에 따른 우선순위 설정

우선순위	문제
1순위	생존 욕구 (예: 음식, 수분, 산소, 배설, 난방, 신체적 안위)
2순위	안전과 보안의 욕구 (예: 손상이나 감염의 위험, 안전감에 대한 위협, 정서적 불편감)
3순위	사랑과 소속의 욕구 (예: 가족 문제, 사랑하는 사람과의 이별)
4순위	자존감의 욕구 (예: 사생활 보호, 존경, 독립성, 긍정적 자아상의 욕구)
5순위	자기실현의 욕구 (예: 성장하고 개인의 목표를 성취할 욕구; 자기효능)

[표 1-4] 우선순위 설정 원칙과 단계

우선순위 설정의 원칙

1. 환자의 모든 문제의 "큰 그림"을 가지고 있는지 확인하라.
2. 문제들간의 관련성을 판단하라.
3. 우선순위 설정은 역동적인 변화 과정이다.
4. 다학제적 문제 목록을 개발하고 자주 의뢰하라.

우선순위 설정 단계

1. 환자와 돌봄제공자의 안전을 확인하고 감염 전파를 예방한다.
2. 즉각적인 처치가 필요한 첫 번째 수준의 문제에 높은 우선순위를 배정한다.
   "ABC + VL"을 기억한다. (예외: 심정지로 CPR을 할 경우에는 심장압박을 즉시 한다)
   - Airway problems (기도 문제)
   - Breathing problems (호흡 문제)
   - Cardiac and circulation problems (심장과 순환 문제)
   - Vital signs concerns (활력징후 문제) (예: 발열, 고혈압, 저혈압)
   - Lab values that are life threatening (생명을 위협하는 검사 결과) (예: 저혈당)
3. 두 번째 수준의 문제에 주의한다.
   - 의식 상태 변화 (예: 혼돈, 명료 저하)
   - 즉각적 주의를 요하는 치료되지 않은 의학적 문제 (예: 인슐린이 없는 당뇨 환자)
   - 통증
   - 배뇨 문제
4. 세 번째 수준의 문제를 해결한다.
   - 위의 범주에 맞지 않는 건강 문제들 (예: 지식 부족 문제, 활동, 휴식, 가족 대처)

(6) 왜 그런 문제가 발생했는지, 근거가 무엇인지, 현재 환자 상황이라는 맥락에서 해로울 위험이 무엇인지 **모를 때에는 행동을 취하지 않는다.**

(7) **의심스러우면 명령체계를 가동하여 자격을 갖춘 전문가에게 도움을 청한다.** 시기적절하게 환자가 돌봄을 받을 권리가 당신이 독자적으로 배울 필요보다 우선한다. 다른 전문가들이 당신이 참고문헌에서 관심사를 찾을 시간이 있는지 결정하도록 도울 수 있다. 또한 다른 동료의 경험으로부터 배우라. 학교 동료와의 협력은 윈윈(win-win) 상황이라 할 수 있는데, "그 환자에게서 무엇을 봤니?", "어떻게 알았니?", "네가 배운 가장 중요한 게 무엇이니?"와 같은 질문을 하는 것이 당신의 동료가 자신의 지식을 명확히 하는데 도움이 될 것이고 당신도 실제 상황에 참여함으로써 배우는 게 도움이 된다. 그러나 남들이 들을 수 있는 공공장소(카페, 승강기 안)에서 환자의 이름을 말하거나 환자 상황을 얘기하는 것은 피한다. 환자의 사생활 보호 권리를 침해할 수 있다.

(8) **모의 경험, 관찰 경험, 실제 경험을 추구한다.** 임상현장에 나가기 전에 당신이 사용할 기술(예: IV 펌프, 컴퓨터, 심전도 모니터)과 당신이 마주칠 유형의 문제들에 익숙해지도록 한다.

(9) **돌봄의 가치를 기억한다.** 환자는 돌봄을 '경계'(주의 기울이기, 높은 기술의 실무, 기본 돌봄, 양육), '상호성'(간호사, 환자, 가족 간에 관계를 맺는 것), '치유'(생명을 구하는 행위, 불안과 염려로부터 환자를 자유롭게 하는 것)라고 표현한다.

(10) **간호를 위한 시간을 계획할 때에는** (a) 직접 간호 중재(환자의 보행을 돕는 것과 같이 환자에게 직접 하는 행위)와 (b) 간접 간호 중재(약사에게 의뢰하거나 환자의 검사 결과를 분석하는 것과 같이 환자에게서 떨어진 상태로 하는 행위)에 **필요한 시간을 고려한다.** [그림 1-4]는 건전한 임상적 판단을 내리기 위해 필요한 10개의 핵심 질문과 성찰 간의 관계를 보여준다.

[그림 1-4] 건전한 임상 판단을 내리기 위한 10가지 핵심 질문에 대한 성찰

10가지 핵심 질문
1. 주요 결과(관찰 가능한 이익이 되는 결과)는 무엇인가? 2. 주요 성과를 달성하기 위해 해결해야 할 문제, 이슈, 위험은 무엇인가? 3. 이 특정 환자 상황에서 맥락은 무엇인가? 4. 이 환자를 간호하는데 요구되는 지식과 기술은 무엇인가? 5. 실수할 여지가 얼마나 있는가? 6. 시간이 얼마나 있는가? 7. 어떤 인적 자원과 정보가 도움되겠는가? 8. 어떤 관점 또는 누구의 관점(예: 환자와 돌봄제공자의 관점, 의학적 관점과 간호학적 관점 양쪽)을 고려해야 하는가? 9. (당신 자신과 타인의) 사고에 무엇이 영향을 끼치는가? 10. 2번 질문에서 확인된 문제, 이슈, 위험을 모니터하고 예방하며 관리하고 제거하기 위해 무엇을 해야 하는가? (그리고 그 일에 책임이 있는 사람은 누구인가?)

위의 것을 성찰하고 — 아래의 것을 판단한다.
• 환자의 환경은 안전한가? • 환자의 참여는 최상의 수준이었나? • 환자/가족의 교육적 요구는 확인되었으며 충족되었는가? • 건강 사정 자료는 최신이고 정확하며 완전한가? • 가정이 확인되었으며 결론은 사실(근거)을 기반으로 하는가? • 관련 정책, 절차 및 표준 계획을 고려하였는가? • 대안적 진단, 결론, 아이디어, 해결책이 고려되었는가? • 금기사항과 조정된 계획을 확인했는가? • 필요에 따라 최고의 자격을 갖춘 전문가와 상의했는가? • 최상의 근거와 자격갖춘 전문가의 정보는 현재 상황과 환자에게 신뢰성있고 적용가능한가? • 주요 이해관계자는 기대되는 간호 결과에 동의하는가?

제2장

임상적 추론과 간호과정

1. 간호과정의 단계
2. 간호과정의 유기성과 순환성
3. 간호사정 – 기초적 임상 추론을 위한 자료사정
4. 진단 – 복합적 지식과 임상적 추론
5. 계획 및 수행 – 사정된 자료를 이용한 간호과정의 효율적 적용
6. 평가

임상적 추론과 간호과정

1. 간호과정의 단계

간호과정(Nursing process)은 "체계이론적 요소와 간호의 예술적 요소를 결합한 과학적 방법"으로 정의된다(Shore, 1988). 또한 미국 간호협회(ANA)는 "다양한 영역에서 일하는 간호사의 유형을 통합하는 공통점이 간호과정이며, 이는 면허를 취득한 간호사가 전인적, 환자 중심의 치료를 제공하는 실무의 핵심"이라고 정의하고 간호과정을 다음의 다섯 단계로 제시하고 있다(American Nurses Association).

1) 1단계 : 사정(Assessment)

사정 단계는 대상자의 실제적 혹은 잠재적 건강문제를 예측·파악·예방·관리하고, 대상자를 최적의 건강상태로 유지시키며 간호과정을 적용함으로 인해 기대할 수 있는 결과(outcome)를 명확히 하기 위해 필요한 모든 자료를 수집하고 기록한다.

2) 2단계 : 진단(Diagnosis)

진단 단계는 사정 단계에서 수집된 모든 자료들을 분석하고 관련 자료들을 범주화시키고, 우선순위(priority)를 포함하여 대상자의 구체적 요구나 문제에 대해 판단하고 결정하고, 결론을 내리는 과정이다.

3) 3단계 : 계획(Planning)

계획 단계는 기대되는 성과를 명확히 수립하고 기대결과를 성취하기 위해 문제의 우선순위(priority)에 따라 중재를 계획한다.

4) 4단계 : 수행(Implementation)

수행 단계는 계획을 실행에 옮기는 단계로 현재 상태를 파악하기 위한 환자 사정, 환자 준비 정도와 계획된 중재의 적절성 여부를 판단하고 중재를 수행하며, 수행결과를 확인하기 위해 환자를 재사정하는 단계이다.

5) 5단계 : 평가(Evaluation)

평가 단계는 기대되는 성과를 성취하였는지 평가하고, 새로운 문제의 발생 여부를 확인하는 단계이다. 이때 확인 결과에 따라 간호수행의 수정 또는 종료 여부를 결정하고, 수정할 경우 지속적인 대상자 사정을 통해 개선을 위한 재계획을 수립할 수 있다.

이러한 간호과정의 각 단계는 서로 유기적으로 연결되어 있고, 순환하고 있으며 간호실무에서 간호의 법적 정의의 일부분으로 받아들여지고 있다.

2. 간호과정의 유기성과 순환성

간호사는 대상자와 관련된 자료를 체계적으로 수집하고(간호사정), 대상자의 요구와 문제를 규명하기 위해 수집된 자료를 분석하고(간호진단), 기대결과와 목표를 규명하고 기대결과를 성취하기 위해 대상자에게 제공할 적절한 간호중재를 선택한다(간호계획). 수립된 간호계획을 실행으로 옮긴 후(간호수행) 기대결과 성취를 위한 대상자에게 적용된 간호중재를 확인하고, 선택된 간호중재의 효율성과 대상자 반응의 적절성을 모니터링하는 (간호평가) 단계를 거치게 된다. 이렇게 간호사정으로 시작하여 각 단계를 거쳐 평가까지 진행되고, 평가를 거친 후 과정 종료 혹은 개선을 선택한 간호과정은 다시 간호사정 단계로 되돌아가는 순환과정을 거치게 된다. 사정, 진단, 계획, 수행, 평가의 단계에서 용어들은 서로 분리되어 사용되고 있으나 각 단계는 서로 밀접하게 연관되어 있다.

[그림 2-1]은 간호과정의 유기성과 순환성이 어떻게 진행되는가를 보여준다.

[그림 2-1] 간호과정의 도식도

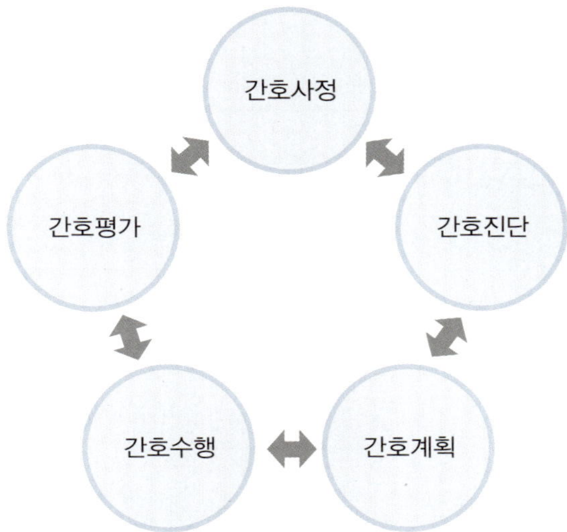

이와 같이 유기적으로 연결되어 있는 간호과정에 임상적 추론을 적용하기 위해 간호사에게는 여러 능력이 요구된다. [표 2-1]은 간호과정의 단계별로 요구되는 세부활동들을 제시한 것이다.

[표 2-1] 간호과정 단계별 세부활동

간호사정	가정 확인하기
	체계적이고 종합적으로 사정하기
	정확도와 신뢰도 확인하기(타당성있는 자료인지 확인하기)
	정상과 비정상 구별하기 / 증상과 징후 확인하기

간호진단	추론하기(유효한 결론 도출하기)
	관련된 단서(자료)들을 범주화시키기
	관련성이 없는 것들을 구별해내기
	불일치를 인식하기
	패턴을 식별하기
	누락된 자료를 식별하기
	위험요소를 확인하고 관리하여 건강증진 시키기
	실제적이고 잠재적인 문제에 대해 진단내리기
간호계획 및 수행	우선순위 정하기
	환자 중심(대상자 중심)의 결과 결정하기
	개별적인 중재 결정하기
간호평가	사고를 평가하고 교정하기(자기조절)
	포괄적인 계획 결정 / 계획 평가 및 업데이트하기

다음의 각 장에서는 이러한 기술들을 토대로 간호과정의 각 단계를 설명할 것이다. 간호과정의 이해를 돕기 위한 몇 가지 용어를 [표 2-2]에 제시한다.

[표 2-2] 간호과정 관련 용어

용어	의미
진단 (diagnosis)	(1) 대상자의 증상, 징후, 건강 자료로 구별되는 질병 혹은 건강문제를 구별하기 위한 과정 (2) 이러한 과정에 의해 도출된 의견(대개 질병 혹은 건강문제라고 한다)
최종 진단 (definitive diagnosis)	가장 구체적이고 정확한 진단. 예를 들어 어떤 대상자가 호흡기계 문제를 처음 진단으로 입원했으나 관련 검사가 끝났을 때 최종 진단은 울혈성 심부전이라는 결과가 나왔을 경우 가장 최선의 치료를 위해 의료진은 반드시 최종 진단을 확인해야 한다.
원인 요인 (causative factor)	어떤 문제를 유발하거나 생성시키는 것. 예를 들어 어지러움은 낙상의 원인 요인으로 알려져 있다.
위험 요인 (risk factor)	특정 문제를 유발하거나 관련이 있는 것. 담배는 암의 위험 요인 혹은 유방암의 가족력은 유방암의 위험 요인을 예로 들 수 있다.

용어	정의
관련 요인 (related factor)	특정한 문제와 관련이 있다고 알려진 것(종종 위험 요인과 혼용되기도 한다)
잠재적인 문제 혹은 잠재적 진단(potential problem or diagnosis)	특정한 위험 요소로 인해 발생할 수 있는 어떤 문제나 진단이 있는 경우. 예를 들어 어떤 대상자가 장기간 침상안정을 하는 경우 잠재적으로 욕창 발생의 위험이 있다.
자료 (data)	건강상태에 대한 자료의 조각들. 예) 활력징후
객관적 자료 (objective data)	분명하게 관찰할 수 있거나 측정할 수 있는 자료 예) 분당 140회의 맥박 객관적 자료(Objective data) = 관측가능한 자료(Observable data)라는 사실을 명심해야 한다.
주관적 자료 (subjective data)	대상자가 언급하거나 의사소통한 자료. 주관적 자료들은 대상자의 지각이다. 예) 제 심장이 경주를 하는 것처럼 느껴져요. 주관적 자료(Subjective data) = 언급된 자료(혹은 글이나 수화를 통한 의사소통 자료) (stated data (or communicated in writing or sign language)
증상과 징후 (signs and symptoms)	건강문제가 있을 것으로 의심되는 비정상적인 자료. 증상은 객관적 자료이고, 징후는 주관적 자료이다. 예를 들어 열은 감염의 증상이고, 가슴 통증은 심장질환의 징후이다.
신호 (cue)	누군가의 건강에 관한 특정 측면을 생각하게 하는 자료. 종종 증상과 징후와 혼용되어 사용된다.
특성 정의 (defining characteristics)	증상과 징후는 진단이나 문제에 의해 명백해진다.
기초자료 (baseline data)	처치가 시작되기 전 수집된 자료
데이터베이스 사정 (database assessment)	건강상태의 모든 측면에 대한 완전한 자료를 얻기 위해 수행된 포괄적인 데이터 수집 (예 : 호흡기계 상태, 신경계 상태, 순환기계 상태)
초점 사정 (focus assessment)	건강상태의 한 가지 측면에 대한 특정 자료를 얻기 위한 데이터 수집 (예 : 신경계 상태)
추론하다 (infer)	결과를 도출하거나 신호(cue)에 의미를 부여하기 위한 것 (예 : 영아가 울음을 그치지 않고 어떤 것을 해줘도 효과가 없을 때, 당신은 영아가 아프다고 추론할 것이다.)
추론 (inference)	논리적인 결론에 근거하여 사실이라고 의심하는 것 예 : 영아가 울음을 그치지 않고 어떤 것을 해줘도 효과가 없을 때, 당신은 영아가 아프다고 추론할 것이다. 위 문장에서 밑줄 그은 부분을 추론이라고 할 수 있다.

3. 간호사정 - 기초적 임상 추론을 위한 자료사정

간호사정은 자료 수집, 자료 조직, 자료 검증, 자료 기록을 포함한다. 기초적 임상 추론을 위한 자료사정 단계는 다음과 같다.

(1) 대상자의 상태에 대한 가정이 맞는지 확인하기
(2) 체계적이고 종합적으로 사정하기
(3) 수집된 자료가 타당성 있는 자료인지 확인하기
(4) 정상과 비정상 구별하기 / 증상과 징후 확인하기

1) 가정 확인하기(Identifying assumptions)

사람들은 흔히 어떤 상황이 닥쳤을 때, 가정을 하는 경향이 있고 특히 새롭거나 친숙하지 않은 상황에서는 더욱 그렇다. 임상적 추론을 잘 하기 위해서는 가능한 최선의 증거에 근거하여 판단해야 한다. 이는 직관적인 수준에서 사물을 파악하는 경향을 극복하기 위해 사고를 두 번 확인하는 것을 의미한다. 가정을 확인함으로써, 상황에 논리를 적용하고, 결론을 뛰어넘어 판단오류를 범할 가능성을 줄일 수 있다.

가정을 확인하는 가장 좋은 방법은 "여기서 당연시되는 것은 무엇인가?" 그리고 "내가 사실을 알고 있다는 것을 어떻게 알 수 있는가?"이다. 가정을 확인하려면 대상자에게 일어나는 일에 대해 완전한 그림을 가지고 있어야 한다.

간호사는 대상자를 만나기 전, 중, 후에 가정을 확인할 수 있다.

(1) **대상자를 만나기 전** : 간호사로서 어떤 것을 할 수 있는지를 알아낸다. 이 자료는 한정되거나 광범위할 수 있다.
(2) **대상자를 만나는 중** : 대상자를 면담하고 신체사정을 한다.
(3) **대상자를 만나고 난 후** : 대상자를 만나기 위해 사용했던 자원들을 검토하고 다른 자원들이 어떤 추가적인 자료를 제공할지 결정한다.

2) 체계적이고 종합적으로 사정하기

(1) 대상자 자료수집 자원

대상자의 건강상태를 완전히 이해하기 위해서는 대상자의 건강상태에 대한 가정을 확인한 후 모든 자료를 밝히기 위한 체계적이고 종합적인 접근이 요구된다.

간호사는 체계적이고 역동적인 방법으로 대상자에 대한 간호 자료를 수집하고 분석한다. 대상자의 간호문제나 간호요구를 확인할 수 있는 자료들을 대상자 기초자료(Client Database)라고 부르며, 이는 향후 진행될 간호과정의 모든 단계에서 기초적 자료로 활용된다. [표 2-3]은 대상자의 기초자료를 수집할 때 사용되는 자원을 제시한 것이다.

[표 2-3] 대상자 자료수집 자원
• 대상자와 보호자
• 사정관련 과학기술
• 건강기록과 인쇄된 건강기록지
• 다른 건강전문가와의 면담(의사, 약사, 영양사)

대상자 기초자료는 생리적 자료뿐 아니라 심리적, 사회 문화적, 영적, 경제적 및 생활방식 요인 등 다양한 자원을 사용하여 대상자의 자료를 수집할 수 있다. 이는 면담을 통해 얻은 간호력(주관적 자료를 얻는 방법), 신체검진 결과(객관적 자료를 얻는 방법), 그리고 임상검사나 진단검사로부터 수집된 자료들을 결합하는 것이다. 좀 더 명확히 하면, 주관적 자료는 대상자 혹은 가족/의미 있는 사람이 인지한 것이고, 객관적 자료는 간호사가 관찰한 것이다. 예를 들어 통증이 있는 입원 환자에 대한 간호사의 사정자료에는 신체적 원인과 통증의 증상뿐만 아니라 대상자의 반응(침대에서 벗어날 수 없음, 식사 거부, 가족 구성원에게서 벗어나고 싶은 마음, 병원 직원에 대한 분노, 두려움, 더 많은 통증 조절 방법 요청 등)이 포함된다.

자료를 수집할 때 사용하는 개념틀의 일관성이 중요하기 때문에 간호사와 대상자 모두 작성할 수 있는 틀을 사용해야 한다. 대부분 간호력을 수집하는 동안 면담과 신체사정 자료를 동시에 수집하여 하나의 틀로 조합한다.

(2) 간호사정의 종류

간호사정은 사정의 목적, 대상자의 상태에 따라 크게 네 가지로 분류할 수 있다.

① 초기사정(Initial assessment)

초기사정은 대상자와 처음 접촉할 때 모든 관점에서 건강상태를 사정하기 위한 사정이다. 이는 치료를 계획하고 제공하기 위해 요구되는 중요한 자료들을 찾을 수 있도록 구조화되어 작성된다. 대상자의 건강상태에 따라 완벽한 사정이 이루어지지 않았다면 나중에 재사정할 수 있다. [그림 2-2]는 구조화된 초기사정 기록지의 예이다.

② 문제중심 사정 / 초점사정(Problem-focused assessment/Focused assessment)

문제중심 사정은 초점사정이라고도 하며 이전 사정에서 확인된 특정 문제의 상태를 판단하기 위해 시행된다. 예를 들어 대상자가 천식 증상을 어떻게 관리하는지 등 특별한 상태를 결정하기 위하여 수집하는 자료이다. 문제중심 사정은 새롭게 발생했거나 간과되었거나 잘못 진단된 문제의 평가를 포함시킬 수 있다. 즉 문제중심 사정 시 간호사는 특정 문제의 상태를 판단하는 동시에 문제에 대한 즉각적 간호를 제공할 수 있다.

③ 응급사정(Emergency assessment)

응급사정은 대상자의 신체적, 정신적 위기 동안 사용되며, 생명을 위협하는 문제를 확인하기 위해 주로 사용된다. 즉각적이고 최우선적으로 수행되어야 하는 사정이며 우선순위는 감염, 상해와 폭력의 위험, 호흡, 안위, 활력징후의 불안정, 의사소통 문제의 발생에 따라 달라진다. 응급사정은 모든 대상자를 만날 때 간호사가 가장 먼저 알아야 하는 것들을 포함하며, 상황에 따라 응급사정과 다른 사정을 동시에 시행해야 하는 경우도 있다.

④ 시간차 재사정(Time-lapsed assessment)

시간차 재사정은 초기사정 후 대상자의 상태 변화를 평가하기 위해 시행된다. 이는 초기사정 후 정기적인 외래 방문, 가정간호방문, 발달 선별 검사 시 시행된다. 시간차 재사정은 초기사정 자료보다는 덜 포괄적이며, 초기사정 시 이미 확인된 문제의 상태를 파악한다.

[그림 2-2] 대상자 기초자료 사정도구

간호 정보 조사				
환자 기본정보	직업		교육정도	
	종교		결혼상태	
	연락처			
	보호자 연락처			
입원 정보	입원일자		입원경로	
	입원 방법		입원 시 동반자	
입원 동기	발병일자		자의	타의
	입원 동기			
기본 신체정보	신장	cm	체중	kg
	혈압	/		mmHg
	맥박	회/분	호흡	회/분
	체온	℃	SpO_2	%
	혈액형			
과거력	무 □	유 □	(병명 :)	
가족력	무 □	유 □	(병명 :)	
입원 이력	무 □	유 □	(일시 :)	
수술력	무 □	유 □	(일시 :)	
	(수술명 :)			
투약력	무 □	유 □		
	(약품명 :)			
알레르기	무 □	유 □		
	(종류 :)			
통증	무 □	유 □	(NRS :)	
식욕 · 체중변화	식욕변화	무 □	유 □	
		증가 □	감소 □	
	식욕상태	좋음 □	보통 □	
		나쁨 □	매우 나쁨 □	

[그림 2-2] 대상자 기초자료 사정도구(계속)

간호 정보 조사				
	체중변화	무 □	유 □	
		변화정도	kg	
		3개월 이내 □	3개월 이상 □	
수면상태	수면장애	무 □	유 □	
	수면시간	시간/일		
	수면관련 약물복용	무 □	유 □	
	수면관련 약물 종류			
의식상태	지남력	사람	시간	장소
	의식상태			
	의사소통	원만 □	곤란 □	불가능 □
	정서상태	안정 □	불안정 □	
신경계	동공	대칭 □	비대칭 □	
		좌 : mm	우 : mm	
	빛 반사	좌 :	우 :	
신경계 장애				
호흡기계	호흡곤란	무 □	유 □	
	임상증상			
소화기계	임상증상			
순환기계	순환장애	식은땀 □	부정맥 □	청색증 □
		흉통 □	심잡음 □	호흡곤란 □
		심계항진 □		
	부종	무 □	유 □	( )
	요흔	무 □	유 □	
	부착기구	무 □	유 □	
	기타정보			

[그림 2-2] 대상자 기초자료 사정도구(계속)

간호 정보 조사				
비뇨기계	소변횟수	회/일	소변량	ml
	소변냄새			
	소변 증상			
	투석	무 ☐	유 ☐	
		혈액투석 ☐	복막투석 ☐	
대변	대변횟수	회/일	마지막 대변일	
	변비	무 ☐	유 ☐	
	대변색깔			
	대변종류			
	부착기구	무 ☐	유 ☐	
활동	활동상태	독립적 ☐	부분보조 ☐	완전보조 ☐
	보조기구	보조기 ☐	목발 ☐	지팡이 ☐
		전동 휠체어 ☐	휠체어 ☐	
시력장애	무 ☐	유 ☐	좌	우
	안경 ☐	렌즈 ☐	의안(좌) ☐	의안(우) ☐
	실명 (좌) ☐	실명 (우) ☐		
청력장애	무 ☐	유 ☐	보청기(좌) ☐	보청기(우) ☐
치아상태	양호 ☐	충치 ☐	보철 ☐	크라운 ☐
	유치 ☐	부분의치 ☐	완전의치 ☐	임플란트 ☐
피부색				
피부상태				
여성정보	월경	무 ☐	유 ☐	
	월경기간/주기	일	일 주기	
	월경 규칙성	규칙적 ☐	불규칙적 ☐	
	양			
	초경	세		
	생리통	무 ☐	유 ☐	
	기타			
	폐경유무	무 ☐	유 ☐	
	폐경연령	세	최종월경일	
	임신출산력			
	G	P	A	L

(3) 간호사정을 위한 자료수집 도구

표준화된 도구는 대상자의 간호 자료를 가장 최선의 방법으로 기록하고 소통할 수 있게 해준다. 대상자의 입원, 전실, 인계 시 시행하는 사정에 표준화된 도구를 사용하는 것은 특정 상황에서 대상자에게 사정해야 할 가장 중요한 것들을 알려준다. [표 2-4]는 의료진들 간의 의사소통을 향상시키기 위해 사용되는 표준화된 도구인 PASBAR 도구를 제시한 것이다.

[표 2-4] PASBAR 도구

영 역	인계 항목
환 자 (Patient)	환자명, 병실, 진단명, 수술명
사 정 (Assessment)	의식상태 수준 – 변경 시 인계 활력징후 – 비정상 시 인계
상 황 (Situation)	수술 후 경과일 현재 상태와 치료, 현재 통증상태, 현재 가지고 있는 catheter, drainage 등 현재 약물, 치료식이 의미 있는 검사결과
안전 고려 (Safety Concern)	억제대 적용 여부 – 해당사항 있을 때 인계 욕창 상태 낙상위험 여부 격리 유무 – 해당사항 있을 때 인계, 감염관련내용
배 경 (Background)	입원동기 과거력 동반질환 알레르기 – 해당사항 있을 때 인계
중 재 (Action)	간호 중재 시행해야 할 검사 시행해야 할 처치 타과 의뢰
Recommendation	기타 인계해야 할 사항 – 사생활 보호 등

(4) 다양한 간호사정 방법

체계적이고 완전한 간호사정을 시행하기 위해 간호사는 관찰, 면담, 신체검진 등 다양한 방법을 이용하여 대상자로부터 자료를 수집한다.

① 관찰

관찰은 간호사가 대상자나 보호자와 접촉할 때마다 시행할 수 있다. 간호사는 다양한 감각을 이용해 임상적 징후나 객관적 자료를 수집할 수 있으나, 주로 시각을 통해 관찰하게 된다. 관찰은 자료에 주목하고, 자료를 선택·조직·해석하는 측면을 가진다. 예를 들어 대상자의 호흡이 거칠어진 것을 관찰한 간호사는 관찰을 호흡 수, 활동, 온도, 혈압과 같은 결과와 관련시키고 해석할 수 있어야 한다. 때로 간호사들은 너무 많은 자료에 압도당해 대상자의 의미 있는 자료들을 잘못 조직하고 해석할 수 있다. 따라서 특정한 자료에 초점을 맞추고 의미 있는 방법으로 자료를 구별할 수 있어야 한다.

관찰은 다음과 같은 방법으로 시행할 수 있다.

㉠ 복부 통증, 호흡곤란과 같이 불편감을 표현한 부위를 조심스럽게 사정한다.

㉡ 이상이 있는 부분에 대해 보고 듣거나 냄새를 맡는 등 감각을 사용한다.

㉢ 대상자의 건강상태, 영양상태 등 전반적인 외모를 기록한다.

㉣ 대상자의 편안감, 긴장, 불안 등으로 인해 표출되는 신체언어를 관찰한다.

㉤ 간호사의 면담에 대한 대상자의 상호작용 양상을 관찰하고 문화적인 차이로 인한 장애가 있는지 사정한다.

② 면담

면담은 단순한 대화 과정에서 얻어진 자료, 그 이상을 포함한다. 비언어적 의사소통은 언어만큼 중요하다. 대상자의 건강문제에 대한 의미 있는 자료를 수집할 수 있는 능력은 간호사 스스로의 지식이 많은 영향을 준다. 질문을 선택하는 것, 대상자의 반응에서 의미를 찾는 것, 수집된 자료를 통합하는 것, 얻은 자료에서 우선순위를 정하는 능력 등이 간호사의 지식과 상황에 대한 통찰력을 필요로 한다. 이는 대상자와 치료적 관계를 형성하고 사정을 수행하는 데 있어 핵심이 된다. 면담 시에는 주의 깊게 들어야 한다. 간호사는 대상자의 언어적/비언어적 표현을 신중하게 들음으로써 대상자의 생각과 의도를 알아듣도록 노력해야 한다.

또한 대상자가 질문에 대답할 충분한 시간을 주기 위하여 적극적인 경청, 침묵, 그리고 수용과 같은 기술을 사용한다. 면담 중에 수집된 자료들은 구조화된 양식으로 기록하거나 혹은 자료수집 후 가능한 빨리 기록하도록 한다.

면담 질문은 효율적 질문과 비효율적 질문이 있다. [표 2-5]는 효율적 질문과 비효율적 질문의 요소들이다.

[표 2-5] 면담을 위한 효율적인 질문과 비효율적 질문들

효율적 질문들	비효율적 질문들
• 개방형 질문(open-ended question) • 가설적 질문(hypothetical question) • 반영(reflecting) • 초점화하기(focusing) • 포괄적 대화로 시작하기 • 전반적 안내 • 탐색 • 함축된 의미를 언어로 표현하기 • 평가하는 것을 격려하기	• 폐쇄형 질문(closed-end question) • 유도 질문(leading question) • 캐묻는 것(probing) • 동의/반대하기(agreeing/disagreeing)

③ 신체사정

간호사정은 간호력 작성, 신체검진, 임상검사 및 진단적 검사의 세 가지 자료수집으로 이루어진다. 간호력은 대체로 주관적 자료가 많고, 신체검진과 임상검사/진단적 검사는 객관적 자료로 이루어진다. 신체사정은 건강문제를 발견하기 위해 관찰을 사용하는 체계적인 자료수집 방법이다.

신체사정은 사정하는 사람의 선호도에 따라 머리에서 발끝으로의 사정(head to toe assessment)이나 신체계통별 접근(systematically approach)으로 이루어질 수 있다. 이를 위해 간호사는 시각, 청각, 촉각 및 후각 외에 다양한 기구를 사용하게 된다. [표 2-6]은 신체사정 시의 고려사항을 제시하고 있다.

[표 2-6] 신체사정 시 고려사항

- **신경학적 상태** : 오리엔테이션, 동공반응 여부, 시력, 눈동자의 방향, 구토반사, 시각, 청각, 후각, 미각의 상태, 걸음, 협응상태, 정신적 상태, 통증, 불편감 등
- **호흡 상태** : 인후, 기도, 호흡음, 호흡수와 깊이, 기침, 흉곽 팽창 대칭성
- **심혈관 상태** : 심첨맥박, 심음, 심장 리듬, 상완 · 요골, 대퇴 · 족배 · 측두 맥박의 질, 말초혈관의 순환 여부, 부종
- **피부 상태** : 피부의 색, 온도, 피부 긴장도, 부종, 발진, 분비물, 가려움증
- **근골격계 상태** : 근육의 힘, 관절 가동범위, 관절/골격의 통증 불편감 등
- **위장관 상태** : 입술, 혀, 치아, 잇몸의 상태, 장음의 종류, 복부 팽만 여부, 복부 압통, 치질, 변비, 설사, 구토 여부, 설사 및 구토의 양상
- **비뇨생식 상태** : 소변의 색과 양, 방광 팽창여부, 분비물, 음순, 고환의 상태

3) 수집된 자료의 타당성 확인

이 단계는 수집된 자료가 완전하고 바른 것인지를 확인하는 단계이다. 임상적 추론과 판단은 근거에 기반해야 하므로 수집된 자료는 정확해야 하고, 사실에 입각해야 하며 완전한 것이어야 한다. 자료의 검증을 통해 수집된 자료가 사실에 입각하여 타당하고 정확한 것인지는 이중검토(double-check up)를 통해 확인할 수 있다. 자료가 서로 모순될 때, 자료의 출처를 신뢰할 수 없을 때, 부정확한 결과가 대상자에게 심각한 피해를 줄 때 수집된 자료의 확인 과정은 매우 중요하며, 꼭 필요한 과정이다.

수집된 자료의 타당성을 확인할 때는 다음과 같은 의문점을 가질 수 있다.

(1) 객관적 자료가 주관적 자료를 뒷받침할 수 있는가? 예를 들어 대상자가 흉골의 통증을 호소할 때 호흡음과 최근 흉부 X-선 결과는 어떠한가?

(2) 수집된 자료가 믿을만한 것인지 어떻게 알 수 있는가?

(3) 수집된 자료가 다른 방법 혹은 다른 시간에 수집된 것과 비교하였을 때 얼마나 유사한가?

(4) 수집된 자료가 특정 대상자의 건강상태와 상황에 부합하는 것인가?

4) 정상과 비정상을 구분하기 / 증상과 징후를 확인하기

수집된 대상자의 자료가 정상범위 내에 있는지, 비정상 범위에 있는지 분석하고 판단하는 것은 중요하다. 비정상적인 대상자의 자료(증상과 징후)를 인지하는 것은 문제 인식의 첫 단계이다. 증상과 징후는 문제를 의심할만한 적신호가 될 수 있다. 만약 그러한 적신호를 놓친다면 간호문제는 치료되지 않고 지속될 수 있다.

주요한 비정상 자료는 재검토되어야 하고, 객관적 자료와 주관적 자료의 일치성을 비교해야 한다. 예를 들면, 대상자의 근육조직은 이완되어 보이나, 오른쪽 상복부 통증을 호소할 수 있다. 추가 사정 결과 통증이 일시적이고, 보통 식사 후에 나타나는 것으로 드러났다면, 일시적인 통증의 요인 또한 확인하고 보고하여야 한다.

대상자의 자료가 정상범위임을 확인하고, 증상과 징후를 확인할 때는 다음과 같은 것들을 고려해 볼 수 있다.

(1) 수집된 대상자의 자료가 대상자의 연령, 문화, 질병 과정 및 생활 방식에 수용될 수 있는 기준에 포함된 것인가? 만약 수집된 자료가 수용 기준에 포함되지 않는다면, 이는 문제를 나타내는 증상 혹은 징후일 수 있다.
(2) 대상자가 어떤 약물을 복용하거나 정상적인 기능을 변화시킬 만한 만성적인 상황에 처해있는가? 예를 들어 어떤 대상자가 심박동수를 낮추는 약물을 복용해 왔다면, 이는 대상자의 정상 심박동수를 비정상적으로 낮추는 것일 수 있다. 모든 약물의 작용과 부작용을 확인해야 한다.
(3) 과거에 수집된 자료에 비해 대상자의 최근 자료가 얼마나 많은가? 이 질문은 특히 대상자가 만성 증상과 징후를 가지고 있을 때 유용하며, 간호사는 증상과 징후가 보다 악화되었을 때 어떻게 할지를 결정할 수 있다. 예를 들어 천식 증상이 있을 때는 약간 쌕쌕거릴 수 있지만, 어떤 대상자가 과거보다 지금 쌕쌕거리는 증상이 심해졌다면, 심해진 쌕쌕거림이 증가된 문제의 징후가 될 수 있다.

4. 진단 – 복합적 지식과 임상적 추론

간호과정의 두 번째 단계는 간호진단이다. NANDA는 간호진단을 "건강문제/생의 과정에 대한 개인, 가족, 지역사회의 실제적 혹은 잠재적인 반응에 대해 임상적 판단"이라고 정의한다. 이는 대상자의 구체적 요구나 문제에 관한 인간 반응에 대해 결론을 도출하는 것이고, 좀 더 구체적인 진단추론(임상판단의 형태)을 사용하여 자료를 분석하는 과정, 즉 간호사정 단계에서 수집된 자료의 의미에 대하여 판단하고, 결정하고, 결론을 내리는 과정과 이를 형식에 맞게 진술하는 과정으로 이루어져 있다.

또한 간호진단은 실제적/잠재적인 건강상태 혹은 필요에 따른 대상자의 반응에 대한 간호사의 임상적 판단이다. 진단은 환자가 통증을 겪고 있을 뿐만 아니라 통증이 불안, 영양부족, 가족 내 갈등과 같은 다른 문제를 일으켰거나 통증으로 인한 합병증을 일으킬 가능성이 있음을 반영하기도 한다. 예를 들어, 호흡기 감염은 부동 환자에게 잠재적 위험요소이다. 진단은 간호사의 간호계획의 기초이며, 간호중재를 선택하는 근거를 제공할 수 있다.

수집된 자료를 이용하여 간호진단을 내리기 위한 단계는 다음과 같이 구성된다.

(1) 추론하기

(2) 관련된 자료들을 범주화시키기
(3) 관련성이 없는 것들을 구별해내기
(4) 불일치를 인식하기
(5) 패턴을 식별하기
(6) 누락된 자료를 식별하기
(7) 위험요소를 확인하고 관리하여 건강증진 시키기
(8) 실제적이고 잠재적인 문제에 대해 진단내리기

1) 추론하기

추론은 대상자의 주관적·객관적 자료에 근거하여 견해를 좁히거나 형성하는 과정이다. 자료를 이해하고 유효한 결론을 도출하는 것은 대상자의 건강상태를 유추하는데 있어 매우 중요한 능력이다. 만약 간호사가 수집된 자료를 통해 부정확한 결론을 도출한다면 그의 임상적 판단은 결함이 있는 것이며, 이를 토대로 간호수행을 계획한다면 그 계획은 결함이 있는 계획이 될 것이다. 정확한 추론을 하는 것은 추가적인 추론 자료를 찾기 위해 사정된 대상자의 자료에 초점을 맞추도록 해준다.

유효한 결론을 이끌어내기 위한 추론에 필요한 지식은 다음과 같다.
(1) 일반적인 합병증과 건강문제들의 증상과 징후
(2) 사람들이 건강문제가 닥쳤을 때 보이는 반응들
(3) 특정 연령군의 일반적 요구(예: 노인 대 젊은이)
(4) 문화적·영적 영향
(5) 인간으로서의 대상자에 대한 지식

예를 들어, 감염 가능성에 대한 추론을 내리기 위해 간호사는 감염의 증상과 징후에 대해 알아야 한다. 누군가 눈을 제대로 맞추지 못한다는 결론을 도출하기 앞서, 특정 문화권에서는 눈을 맞추는 것이 어떤 의미인지를 알아야 한다.

일단 추론을 뒷받침할 충분한 근거를 가지고 있다면, 우리는 아마도 스스로가 맞다는 것을 알 수 있을 것이다. 또한 대체가능한 결론과 사고에 대해 생각하기 위해 비판적 사고의 원칙들을 기억하도록 하고, 합리적으로 추론할 수 있는 다른 것들을 생각하도록 하는 것이 좋다.

증상과 징후에 대한 결론을 도출할 때는 대상자의 복용 약물(Medication), 의학적 문제(Medical problem), 알레르기 반응(Allergies)을 기억하고 나타내는 증상 및 징후가 관련되어 있는지 확인하는 것이 필요하다.

2) 관련이 있는 자료들을 범주화시키기

수집된 자료들을 관련이 있는 것들끼리 범주화시키는 것은 자료들끼리의 관계성을 정하고, 추가 자료나 어떤 특정 양상이 존재하는지 확인하고, 자료들이 독립적인 사건을 나타내는 것인지, 그 자료가 얼마나 중요한지를 정하기 위해서이다. 범주화의 초기과정으로서, 간호사는 다른 사정 영역으로부터 도출된 자료를 결합함으로 자료를 범주화시킬 수 있다. 개념지도(Concept map)를 만드는 방법이 자료를 범주화시키는데 도움이 될 수 있다.

자료를 범주화시킬 때 의학적 문제나 생리학적 반응의 상태를 정하려고 한다면, 신체계통에 따라 자료를 범주화하는 것이 좋다. 또한 간호 문제의 상태를 정하려고 한다면, 간호 체계틀에 따라 자료를 범주화하는 것이 좋다.

3) 관련성이 없는 것들을 구별해내기

관련성이 없는 자료들을 구별해내는 것은 대상자의 현재 상태를 이해하고 어떤 자료가 중요하지 않은 지를 결정하는 과정이다. 우리는 수많은 자료들 중에서 불필요한 사실들을 제거하고 관련이 있는 사실들로만 범위를 좁히려 한다. 어떤 자료가 의미 있는 것인지를 결정하는 것 역시 수집된 자료들을 분류하거나 범주화시키는 것과 같이 과학적 방법 중 하나의 예이다.

이 과정은 수집된 자료들을 범주화시키는 것과 밀접한 관련이 있다. 그러나 관련성이 없는 것들을 구별해 내는 것은 약간 다르다는 것을 알 수 있다. 관련 있는 자료들을 범주화시킬 때, 사람들은 흔히 단순히 호흡기 관련 자료는 이쪽에, 영양 관련 자료는 저쪽에 두는 식으로 관련된 자료들을 배치한다. 관련 있는 자료들을 구별해 낼 때, 어떤 자료의 신호가 특정 건강문제에 관련되어 있는지를 모으고, 결정한 자료의 단서들을 분석한다. 예를 들어, 어떤 여성이 변비에 걸렸을 경우, 그녀가 주로 앉아서 생활하고 섬유소 섭취가 부족하며, 철분제를 복용하고 있다는 것을 기록하고, 이 자료들이 변비와 관련 있다고 생각할 수 있다.

신규간호사나 학생간호사는 관련성이 부족한 자료들로부터 관련 있는 것들을 구별해 내는 능력이 부족할 수 있는데, 이는 관련 있는 것들을 구별해 내는 것은 문제에 특정한(problem-specific) 지식과 경험에 기반을 두고 있기 때문이다.

이때 다음과 같은 방법을 사용한다면, 한정된 지식으로 관련 있는 것들을 구별해 낼 수 있을 것이다.

(1) 수집한 비정상적인 자료들의 목록을 나열하거나 지도를 그려라. 그리고 "A(비정상적인 자료)가 B(비정상적인 자료)와 어떤 관련이 있을 수 있을까?"라고 스스로 의문을 가져라. 모든 자료들을 종이에 늘어놓는 것은 그것들이 "우리 머릿속에" 있을 때보다, 우리가 큰 그림을 보고, 그 의미를 좀 더 명확히 생각할 수 있도록 한다.

(2) 나열된 자료들을 다른 사람 혹은 그 분야의 전문가에게 보여주며 "A(비정상적인 자료)가 B(비정상적인 자료)와 어떤 관련이 있다고 생각하나요?"라고 질문하라.

4) 불일치를 인식하기

이 단계는 사정된 자료들이 서로 모순되는지를 인지하는 것이다. 예를 들어 어떤 중년 남성이 흉부 수술 후에 통증을 느끼지 않는다고 말하고 있으나, 잘 움직이지 못하고 심호흡을 하라고 했을 때 거의 숨을 쉬지 못하고 있다면 이는 통증이 없다고 얘기하는 진술과 실제 증상이 서로 모순되는 것이다.

사정된 자료들이 서로 일치하지 않는다는 것을 아는 것은, 문제를 좀 더 탐색하도록 해준다. 이는 좀 더 깊숙이 사실에 접근해 문제를 해결할 수 있도록 하는 경고 메시지를 준다. 또한 이는 문제를 명확히 하기 위한 사정 자료에만 초점을 맞출 수 있도록 한다.

사정된 자료들이 일치하지 않는 것을 인식하는 하나의 방법은 대상자들의 진술(주관적 자료)과 관찰한 자료(객관적 자료)를 비교하는 것이다. 대상자들의 진술이 관찰한 것을 뒷받침해주지 못한다면, 우리는 그 자료들을 일치하지 않는 자료로 인식하고 대상자의 자료를 추가적으로 탐색할 필요가 있다.

문제에 대한 구체적인 지식은 수집된 자료들이 일치하지 않는다는 것을 인식하도록 해준다. 허리 부상을 호소하며 응급실에 온 40대 여성의 예를 살펴보자.

(1) **주관적 자료** : "아침에 무거운 것을 들었는데.. 오른쪽 옆구리가 너무 아파요."

(2) **객관적 자료** : 체온 39℃, 탁하고 냄새나는 소변

여기서 만약 일반적으로 발생하는 허리 부상을 알고 있다면, 주관적 자료의 내용과 객관적 자료의 내용이 일치하지 않으며, 객관적 자료에 제시된 내용으로 보아 응급실에 내원한 40대 여성은 허리 부상이라기보다는 요로 감염이 의심된다는 것을 알 수 있을 것이다.

부족한 지식으로 대상자들의 자료가 일치하지 않다는 것을 알기 위해서는 먼저 참고문헌에서 문제를 찾아보고, 의심되는 문제의 징후와 증상을 결정해야 한다. 예를 들어, 위염이 의심되는 무언가가 있다면, 위염의 증상과 징후를 찾아야 한다.

다음으로 참고문헌의 자료와 수집된 대상자의 자료를 비교해 본다. 만약 대상자의 증상과 자료가 참고문헌에 제시된 것과 다르다면, 자료들의 불일치를 인정하고 좀 더 탐색해야 한다. 대상자를 면밀히 사정하고, 증상과 징후가 나타내는 다른 문제들이 무엇인지 생각해본다. 예를 들어, 대상자가 나타내는 증상과 징후가 위염보다는 급성 장염인가를 고려하는 식으로 말이다.

5) 패턴 식별하기

건강, 질병 또는 기능의 패턴은 대상자의 자료에 표현되고, 자료를 결정한다. 예를 들어, 만성 위염의 단서로 오심, 구토, 열감, 위의 통증을 모으고, 이 자료들이 위장 장애의 패턴을 가리키는 자료라고 결정했다고 하자. 그렇다면 이 패턴이 특정 시점에만 일어나는 것이 아니라 일정 기간 동안 증상과 징후를 보이는지를 관찰한다.

패턴을 식별하는 것은 문제가 시작되는 그림을 얻는 것과 수집된 자료들의 공백(gap)을 인식하는 두 가지 사항을 도움 줄 수 있다. 만약 수집된 자료에서 공백(gap)을 찾아냈다면 우리는 놓친 자료들을 수정하기 위해 어떻게 자료 사정을 할 것인지에 초점을 맞출 수 있다.

놓친 자료를 찾아내는 예를 들어보자.

내과 병동의 김 간호사는 40대 중년 여성 대상자로부터 다음의 자료를 수집하였다.

(1) 3일 동안 장의 움직임이 없었음

(2) 복부 충만감

(3) **주관적 자료** : "지난 한 달 동안 변비가 있다가 없다가를 반복했어요."

김 간호사가 수집한 위의 자료로 그녀가 배설장애가 있다고 유추할 수 있다. 이 패턴을 인식함으로써, 김간호사의 사정 자료가 배설장애가 어떤 문제 때문에 비롯된 것인지를 명확히 하기 위해 수집된 것인지에 초점을 맞춘 것인지 알 수 있다. 예를 들어 "있고, 없고를 반복했다는 것이 무엇을 의미하는 가요?"라고 질문을 한다면, 대상자는 "변비가 있을 때 완하제(laxative)를 먹었고, 그리고 나면 설사(diarrhea)를 했어요"라고 응답할 수 있다. 이것은 배설장애로 의심되는 문제에 대한 부가 자료가 될 수 있다. 이 자료를 얻고 나면 대상자가 식이, 수분, 운동이 대장기능에 미치는 영향을 얼마나 알고 있는지, 의사에게 신체검사를 마지막으로 받은 시기, 그리고 현재 나타난 대장문제가 무엇인지 검사를 했는지에 대해 탐색할 수 있다.

수집된 자료들의 패턴을 인식하기 위해서는 다음과 같은 방법을 사용한다.

(1) 서로 모아놓은 자료들의 단서를 분석하고, 그들이 나타내는 패턴이 다음 중 어떤 것인지 결정한다.
  ① 정상 패턴(자료들이 나타낸 패턴 중 어떤 증상과 징후도 없음)
  ② 비정상 패턴의 위험(자료들이 나타낸 패턴에 위험 인자가 있음)
  ③ 비정상 패턴(자료들이 나타낸 비정상 패턴에 증상과 징후가 있음)

(2) 어떤 패턴인지 분석한 후, 다음의 질문에 따라 수집된 자료에서 공백(gap)을 찾아낸다. "이 패턴에서 내가 이해한 것을 명확히 할 수 있는 다른 자료는 무엇인가?"

6) 놓친 자료 찾기

이 단계는 수집된 자료에서 공백(gap)을 찾아내고, 그 공백을 메우기 위해 자료를 찾는 단계이다. 이것은 불완전한 자료에 기초한 판단을 함으로 우리가 흔히 범할 수 있는 임상적 추론의 오류를 방지할 수 있게 한다.

놓친 자료를 찾을 때는 기억에 의존하기보다는 기록된 자료와 인쇄된 전자의무기록을 토대로 "여기에서 놓친 것이 무엇인가?"라는 질문으로 시작하는 것이 좋다. 만약 진짜로 필요한 자료가 무엇인지에 대한 확신이 없을 때, "이 자료가 다르게 만들어 주는 것은 무엇인가?" 혹은 "이 자료가 치료적 접근을 어떻게 바꿀 것인가?"라는 질문을 해보자. 수집된 자료가 치료적 접근을 바꿀 수 없다면, 우리는 그 자료를 수집하기 위한 시간을 낭비할 필요가 없다.

7) 실제적, 잠재적 문제에 대해 진단내리기

건강 사정 및 대상자 기록을 근거로 대상자의 실제 및 잠재적인 문제가 올바르게 명명되었는지 확인해야 한다. 실제적·잠재적 문제에 대한 진단을 내리는 목적은 간호수행의 범위를 벗어나는 건강문제의 징후 및 증상이 있을 때 이를 적절한 보건의료 전문가에게 알리기 위해서이다. 또한 문제를 가장 잘 설명할 수 있는 진단을 선택하고, 건강문제의 원인이 되는 요인과 기여 요인들을 결정하며, 진단, 문제 또는 문제가 있다는 것을 설명할 수 있는 근거를 제공하기 위해서이다.

간호진단을 내리는 중요한 이유를 몇 가지로 들 수 있다.

먼저 최종 진단을 내리는 것(가장 구체적이고, 정확한 진단들)은 건강문제들을 예방하고, 관리하거나 치료하도록 계획된 구체적인 행동을 결정할 수 있도록 하는 열쇠이다.

만약 문제들을 놓치고, 그 문제에 대해 모호하거나 부정확한 진단을 내리게 된다면, 결국 진단 오류에 빠지게 되고 다음과 같은 결과를 초래할 수 있다.

(1) 문제를 악화시키는 행동을 하거나 시간을 낭비함

(2) 문제를 예방하고 관리하는데 요구되는 필수적인 행동들을 누락시킴

(3) 치료되지 않은 문제들을 그냥 두는 것

(4) 우리가 저질렀던 것과 같은 실수를 다른 사람이 하도록 영향을 끼침

다음으로 문제를 정확하게 인식하는 것은 구체적인 치료를 위한 열쇠라고 할 수 있다. 만약, 어떤 문제를 의심했는데 그 문제가 확실치 않다면 바로 결론을 내리면 안 된다. 대신 의심되는 문제에 대해 다음과 같이 보고하라. : "확실치는 않은데, 문제가 될 만한 OOO 혹은 OOO의 패턴을 보이는 것이 있어요."

또한 어떠한 요인이 건강문제에 대한 기여 혹은 원인 요인인지 알기 전까지 문제를 완전히 이해하지 못했거나 무엇을 해야 할지 모른다.

잠재적 문제와 합병증을 예측하는 것은 다음과 같은 측면에서 도움이 된다.

(1) 대상자를 관찰할 때 찾아내야 할 증상과 징후가 무엇인지를 알 수 있다.

(2) 악화되는 것이 있다면, 무엇이 그것을 악화시키는지 예측하고, 합병증에 대비할 수 있다.

마지막으로, 진단을 내릴 수 있도록 뒷받침하는 근거를 제공하면 다른 사람들이 그 문제를 더 잘 이해할 수 있다. 예를 들어 폭력에 대해 제시된 다음의 두 가지 경우처럼, 문제 진술을 비교하고 문제에 대해 더 나은 그림을 상대에게 제시하는 것이다.

(1) 폭력 가능성

(2) 폭력의 과거력과 분노 조절 프로그램 참석 거부와 같은 분노 조절 장애의 근거와 관련된 폭력 가능성

전문가들은 경험이 많이 때문에 초보자(간호학생, 신규간호사)보다 간호진단을 정확하고 빨리 내릴 수 있다. 그러나 지식과 경험이 부족할 때 다음과 같은 진단 오류에 빠질 수 있다.

(1) 사정된 자료가 다른 건강문제를 대표하는지 여부를 고려하지 않고 문제를 진단하거나 병명을 명명하는 것(예 : 소화 불량이 심혈관계 문제의 증상일 수도 있으나 단순히 역류성 식도염이나 위장 장애 문제라고 보는 것)

(2) 한정된 초점 때문에 모든 건강 관련 자료를 고려하지 않음

(3) 개인적인 편견이나 가정을 인식하지 못함

(4) 사정된 자료를 과도하게 분석하느라 간호 행위를 제대로 수행하지 못함

실제로 존재하는 문제들에 대한 인식의 시작은 수집된 자료가 정확하고 완전한 것인지 확실히 하는 것이다. 만약 다음에 무엇을 해야 할지 모른다면 대상자의 가장 우선순위인 진단을 정하고, 문제에 대한 파악을 끝내기 전에 선임 간호사에게 징후와 증상을 보고해야 한다.

하나의 단서나 자료만을 가지고 문제가 있다고 인식하거나 결론을 도출하지 않아야 한다. 이를 위해 비정상적인 자료들(증상과 징후)을 분류한다. 의학적 문제를 확인하기 위해서는 신체 계통에 따라 구분하고 간호 문제를 확인하기 위해서는 간호의 기틀(체계)에 따라 수집된 자료들을 분류한다. 또한 증상과 징후를 고려하고 스스로 어떤 자료를 놓쳤는지에 대해 의문을 가져본다.

수집된 자료들에서 얻어진 증상과 징후에 의해 제안될 수 있는 문제 목록을 작성하고, 여기서 의심되는 문제의 목록을 완성한다. 이를 이용하여, 대상자의 증상과 징후가 의심되는 문제의 증상과 징후와 같은지 비교해 본다.

다음으로 대상자의 증상 및 징후와 가장 가까운 용어를 사용하여 건강문제를 명명한다. 대상자의 증상 및 징후가 공포보다 불안의 증상과 징후와 일치한다면, 건강문제를 불안이라고 명명하는 식이다.

이제 어떤 것이 대상자의 건강문제에 기여하는 직접적인 요인인지 밝히는데, 이때는 약물, 의료 문제 또는 알레르기가 문제를 일으킬 수 있는지에 대해 항상 자문해본다. 그리고 대상자와 보호자에게 문제에 기여하는 직접적 요인이 무엇인지 확인하고, 문제에 기여할 수 있는 연령, 질병 과정, 치료, 약물 혹은 삶의 변화와 같은 관련이 있는지 확인한다.

실제 존재하는 문제들을 인식할 때는 문제와 증상, 징후 또는 위험 요소들 간의 관계를 명확하게 하는 지도, 가능한 원인요소들을 체계적으로 고려한 체계적 문제 분석 목록 등의 전략을 사용할 수 있다.

진단 기술을 요약할 때는 문제(problem), 위험요소와 기여요소 같은 관련 요소(related factors), 문제가 있다는 결론을 유도한 대상자의 자료인 근거(evidence)를 사용하여 기술한다. 이때 과도한 분비물과 관련된 비효율적 호흡양상과 같이 "관련된"을 사용하여 문제를 연결하면 원인이 될 수 있다.

5. 계획 및 수행 – 사정된 자료를 이용한 간호과정의 효율적 적용

평가와 진단을 토대로 간호사는 적어도 하루에 세 번 이상 측정 가능하고 달성 가능한 단기 목표와 장기 목표를 설정한다. 평가 결과, 진단 및 목표는 간호사를 비롯한 대상자를 돌보는 다른 돌봄 제공자가 접근할 수 있도록 대상자의 의무기록에 기록된다.

간호계획은 우선순위 설정으로 시작하여 목표 수립, 기대하는 결과 확인, 그리고 구체적 간호중재를 결정하는 것으로 대상자 간호에 참여하는 모든 의료인의 수행지침이 된다. 간호계획 단계를 대상자의 요구에 적절히 맞추어 진행하는 것이 매우 중요하다. 계획과정에 대상자나 의미 있는 타인을 포함시켜 대상자 자신의 간호와 목표달성에 참여하고 기여하며 책임을 가질 수 있도록 한다.

또한 대상자의 개별 간호는 간호계획에 따라 수행되므로 입원 시부터 퇴원 준비 과정까지 대상자의 지속적인 치료가 보장되어야 한다. 치료 또한 대상자의 기록에 기록된다.

간호과정의 수행 단계에서는 대상자의 간호계획에 따라 중재와 활동의 수행을 준비한다. 예정된 시간에 비용 효과적인 방법으로 계획을 수행(implement)하기 위해서는 먼저 대상자의 간호제공을 위한 우선순위를 확인해야 한다. 다음으로는 간호를 제공하고, 각 중재에 대한 대상자의 반응을 모니터링하고 기록하며 이 자료를 관련 있는 의료진과 의사소통한다.

1) 우선순위 설정하기

우선순위 설정은 즉각적인 주의가 필요한 문제와 후속 조치가 필요한 문제가 무엇인지 구별하고, 대상자의 의무기록에서 반드시 언급되어야 할 문제를 결정하는 것으로 정의내릴 수 있다.

우선순위 설정이 중요한 이유는 우선순위를 어떻게 설정해야 할지 모르는 경우, 생명을 위협하는 치료 지연을 초래할 수도 있기 때문이다. 또한 중요한 문제와 사소한 문제에 동등한 관심을 기울인다면, 가장 중요한 것을 관리해야 하는 시간이 부족하게 된다. 그 시간 동안 대상자는 고통받을 것이고 끊임없이 혼란스럽고 압도당할 것이다.

대상자의 포괄적인 결과 달성을 위해 관리해야 할 문제는 대상자의 의무 기록에 기록되어야 한다.

대상자의 우선순위를 설정하는 방법은 다음과 같다.

(1) 대상자들에게 현재 본인들이 겪고 있는 가장 주된 건강문제를 세 가지만 얘기하도록 한다.

(2) 대상자들이 이야기한 문제들에서 우선순위를 정하기 위해 Maslow의 욕구의 5단계[그림 2-3]와 우선순위 설정 원칙[표 2-7]을 적용하고, 각 상황에서 가장 이해하기 쉬운 것들을 선택한다. 우선순위를 정할 때 최우선적으로 고려해야 할 문제들은 다음과 같다.

① 투약 안전

② 낙상과 상해 예방

③ 감염 예방

④ 일상생활 활동에서의 안전

⑤ 피부 장애 예방

⑥ 부동과 관련된 위험

⑦ 환자 교육 요구

[그림 2-3] Maslow의 욕구의 5단계

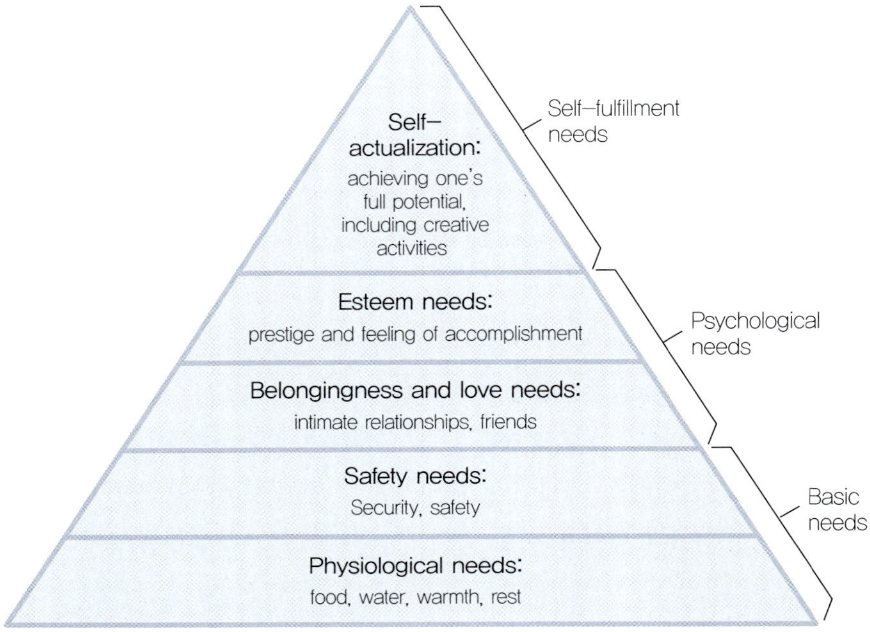

[표 2-7] 우선순위 설정

우선순위 설정의 원칙
1. 대상자의 문제에 대한 큰 그림(전체적인 상황)을 가진다. 최근의 약물 투여, 의학적 문제, 알레르기, 주증상에 대한 목록을 작성한다. 작성된 목록들은 우선순위를 설정하는데 영향을 미칠 수 있기 때문에 자주 참고하는 것이 좋다. 2. 문제들 사이의 관계에 대해 규정한다. 어떤 문제 A가 문제 B를 유발하는 요인이라면, A는 B보다 앞서서 우선순위를 두어야 한다. 예를 들어 통증이 부동의 유발요인이라면 통증 관리가 부동에 앞선 우선순위이다.

3. 우선순위를 정하는 것은 역동적이고, 변화가능한 과정이다.

때때로 문제의 심각성과 그 관계에 따라 우선순위를 변경할 수 있다.

예를 들어 비정상적인 검사결과가 치명적인 것이라면, 그 검사결과와 관련된 것은 가장 높은 우선순위를 두어야 할 것이다. 만약 어떤 대상자가 빈맥과 호흡 시 불편감을 호소할 때, 이 증상들이 갈비뼈의 통증으로 인한 것이라면 통증 관리에 더 우선순위를 두어야 하는데, 빈맥과 호흡 시 불편감 모두 통증으로 인한 것이기 때문이다.

4. 다학제적 문제 목록을 개발하고, 그것을 자주 참고한다.

다학제적 문제 목록은 대상자의 모든 문제가 반드시 기재되어야 하므로 문제에 대한 큰 그림을 파악하는데 있어 팀 간 의사소통을 활발하게 해준다.

우선순위 설정 단계

1. 대상자와 돌봄 제공자의 안전과 감염 전파 방지를 확고히 한다.

2. 1 차 우선순위 문제에 높은 우선순위를 지정한다.

"ABC 더하기 V,L"을 기억하라. (CPR 상황에서는 예외다. CPR 상황에서는 가슴압박(Chest compression)이 우선이다.)

기도 문제(Airway problems)

호흡 문제(Breathing problems)

심장과 순환 문제(Cardiac and circulation problems)

+

활력징후(Vital signs) – (발열, 고혈압, 저혈압 등)

검사실 결과(Lab values that are life threatening) – (저혈당 등)

3. 2차 우선순위를 정한다.

- 의식 수준의 변화(혼돈, 각성수준의 저하)
- 즉각적인 주의를 요하는 치료되지 않은 의학적 문제들(인슐린이 투여되지 않은 당뇨 상태)
- 통증
- 배뇨 장애

4. 3차 우선순위를 정한다.

위의 제시된 카테고리에 해당되지 않는 건강 문제들(지식 부족, 활동, 휴식, 가족 대처와 관련된 문제들)

(3) 대상자의 의무기록에 반드시 기재되어야 할 문제들이 무엇인지를 다음과 같이 정한다.

① 종합적인 기대 결과가 무엇인지 분명히 한다.

예) 57세의 박씨 부인은 퇴원 후 가정에서 당뇨병 자가관리를 수행할 수 있을 것이다.

② 종합적인 기대결과를 달성하기 위해 어떤 문제들이 언급되어야 할지를 결정한다.

예) 57세의 박씨 부인은 다음의 두 가지 문제를 가지고 있으나 첫 번째 문제만 종합적 기대결과와 관련된 것이다.

㉠ 대상자 교육 : 당뇨병 자가관리, 혈당체크, 인슐린 자가 주입

㉡ 결혼문제와 관련된 대처

우선순위를 정할 때는 "80/20의 법칙"을 사용한다. 이 방법은 대상자가 가지고 있으며 우리가 수행해야 할 문제를 100%라고 가정하고, 계속해서 추적하고 환자를 안전하게 지켜야 할 20%를 파악한다. 이 20%가 우리가 80%의 시간을 할애해야 할 부분이다.

2) 대상자 중심의 결과 정하기

이것은 특정 시점에서 치료의 기대 이익을 보여주기 위해 대상자에게서 관찰된 결과를 정확하게 기술하는 것이다. 대상자로부터는 매일 결과가 암시된다. 만약 문제를 해결하기 위해 뭔가를 하고 있다면 분명히 문제가 개선될 것으로 예상할 수 있다. 그러나 복잡한 상황에서는 대상자의 결과가 매우 구체적인 규칙에 따라 표현될 수 있다.

대상자 중심의 개별적인 결과를 정하는 것은 치료계획이 왜 가치 있는 것인지를 설명할 수 있다. 어디로 가야 할 지 모른다면, 그곳에 도달할 방법을 알기 어렵다. 대상자가 치료에 어떻게 반응하는지 초점을 맞추는 것은 간호계획이 얼마나 잘 기능하는지에 대한 가장 중요한 척도이다. 결과에 따른 이익과 시간 틀을 아는 것은 대상자와 돌봄 제공자가 적절한 시기에 행동을 하도록 하여 최종 결과를 달성할 수 있도록 한다.

또한 우선순위를 확정하고 가장 먼저 해야 할 일을 결정하기 전에 해야 할 일을 정확히 아는 것이다. 이를 위해 계획된 구체적인 중재를 결정한다.

대상자 중심의 결과를 어떻게 결정할 것인가? 먼저 기대되는 결과를 기술하기 위해, 치료가 이루어진 후에 대상자에게서 관찰되기를 기대하는 이익을 설명하는 용어를 사용한

다. 또한 임상적, 기능적, 삶의 질 그리고 다른 종류의 결과 사이의 차이, 그리고 결과와 문제 간의 상호작용을 먼저 이해하는 것이 중요하다. 그리고 대상자와 함께 결과를 개발한다.

이때 다음의 사항들을 고려한다.

① 건강상태 ; 전반적인 예측

② 성장, 발달 ; 심리적/정신적 상태

③ 영적, 문화적, 경제적 요구

④ 기대되는 체류 기간

⑤ 이용 가능한 인적, 물적, 경제적 자원

⑥ 대상자를 위한 다른 계획된 치료들

기대되는 결과는 문제나 중재 영역과는 구분되어야 한다. 문제에 대해 확인된 결과는 문제가 해결되었음을 보여주기 위해 대상자에게서 관찰할 수 있는 내용이 무엇인지 정확히 설명한다. 중재에 대해 확인된 결과는 중재에 따라 기대되는 반응을 설명한다.

문제와 중재, 결과 사이에는 역동적인 관계가 있다. 만약, 기대되는 결과를 달성하지 못했다면, "그 문제를 정확히 인지하고 있다고 확신하는가?", "정확한 중재를 사용했다고 확신하는가?"에 대한 의문을 가져야 한다. 치료의 우선순위를 정하기 위해서는 진료계획의 전반적인 결과를 달성하기 위해 관리해야 하는 문제, 문제점 및 위험을 분명히 결정해야 한다.

Specific – 특정한 것인가?
Measurable – 측정 가능한 것인가?
Agreed upon by all parties – 모든 보건의료 팀이 동의하는가?
Realistic – 실현 가능한 것인가?
Time-blund – 시간낭비 하는 것인가?

(1) 문제에 대해 기대되는 결과를 결정한다.

문제의 순서를 뒤집어 생각하여, 간호 문제가 더 이상 존재하지 않거나 적정선에서 관리되었을 때 대상자에게서 관찰할 수 있는 것들을 기술한다.

[그림 2-4] 기술된 문제에 대한 기대되는 결과 정하기

기술된 문제	→	역전된 문제
통증		기대되는 결과 통증사정도구(NRS 혹은 다른 시각 상사 척도)를 사용하여 대상자는 통증이 없거나 일상생활 활동과 충분한 휴식을 취할 수 있는 수준에서 통증을 관리할 수 있다.

(2) 간호중재에 대해 기대되는 결과를 결정한다.

간호중재에 대해 기대하는 반응이 성취되었음을 입증하기 위해 대상자에게 관찰할 내용을 설명하라.

[그림 2-5] 간호중재에 대해 기대되는 결과 정하기

중재	→	상응하는 기대 결과
기관절개관 흡인		대상자는 인공기도 흡인 후 분비물이 없고, 맥박산소 포화도가 90% 이상을 유지하며, 청색증을 보이지 않는다.

(3) 결과가 명확하다면, 그 결과는 다음의 요소들을 포함해야 한다.

① 대상 : 그 결과가 달성되기를 원하는 사람이 누구인가? 또는 기대되는 효과를 입증하기 위해 대상자의 어느 부분을 관찰할 것인가?

② 동사 : 결과 달성을 위해 할 것은 무엇인가?

③ 상태 : 어떤 상황에서 그것을 할 것인가?

④ 수행 범위 : 얼마나 잘 할 것인가?

⑤ 표적 시간 : 언제까지 할 수 있는가?

(4) 관측 가능하고, 측정 가능한 동사를 사용하도록 한다. 이는 시각적, 후각적, 청각적, 촉각적 관측을 가능하게 한다.

① 다음과 같은 동사는 사용할 수 있다.

: 설명하다, 서술하다, 언급하다, 목록화하다, 증거를 들어가며 보여주다, 보여주다, 의사소통하다, 표현하다, 걷다, 얻다, 잃다

② 다음과 같은 동사는 사용하지 않는다.

: 알다, 이해하다, 고마워하다, 느끼다(이것들은 측정가능하지 않다)

(5) 복합적인 경우에는, 단기 혹은 장기의 결과를 개발한다. 단기 결과를 장기 결과에 대한 디딤돌로 사용하라.

(6) 평가를 안내하는 요약 진술서를 제공하려면 '에 근거하여'를 사용하여 결과가 충족되었음을 나타내는 행동을 정확하게 기술한다.

3) 개별적인 중재 정하기

개별적인 중재를 정하는 것은 대상자의 필요와 욕구에 따라 맞춤된 특정 간호 행위를 정하고, 문제와 위험 요소를 예방하고, 다루고, 제거하기 위해 계획되며, 기대되지 않은 결과를 줄이고, 기대되기 원하는 결과를 증가시키고, 대상자의 건강과 독립성을 증진시키는 것이다.

대상자의 건강문제를 예방하고, 해결하기 위해서는 각 대상자의 상황에 맞추어 어떻게 안전하고, 개별화된 중재를 개발할지 알아야 한다. 개별적인 대상자의 필요와 욕구에 초점을 맞추는 것은 환자에게 자율성을 부여하고 허용될 가능성이 큰 계획을 설계하는 데 도움이 된다.

개별화된 중재를 정하는 방법은 다음과 같다.

(1) 대상자와 돌봄 제공자(가족 등)를 의사결정의 초기부터 개입시킨다. 그들은 성공할 가능성이 있는 방법으로 중재하는 것을 도울 수 있는 사람들이다. 대상자에게 당신(간호사)의 역할이 그들을 돌보는 것 뿐 아니라 당신이 함께하지 않을 때 그들 스스로 자신을 어떻게 돌보는지에 대해서도 얘기하라.

(2) [그림 2-6]과 같이 문제와 근본적인 원인 또는 원인을 모니터하고 관리하는 것을 목표로 하는 중재가 무엇인지 확인하라.

[그림 2-6] 문제와 관련요인을 통한 개별화된 중재 정하기

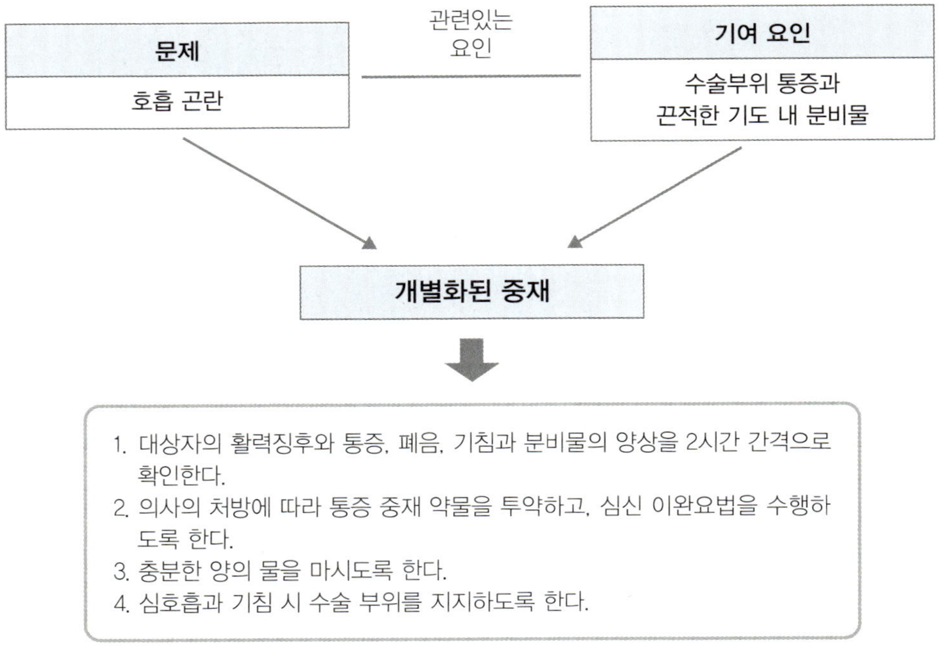

(3) 문제에 대한 기여 요인(contributing factors)을 관리할 때 중재 설계에 우선순위를 둔다. 예를 들어, 수술 부위의 통증으로 대상자가 수술 후 기동장애가 있거나, 기침을 잘 하지 못한다면, 통증 관리가 더 우선순위가 높은 중재가 된다.

(4) 워크시트를 활용하여 건강문제에 대한 모든 기여 요인들을 체계적으로 고려한다. 기여요인들이 무엇인지 확인한 후, 중재 목록과 그 중재를 수행할 사람을 결정한다. 우리가 수행할 수 없는 요인이 있으나 때로 고려해야 할 요소가 있다. 그리고 독립적인 중재를 확인하는 것은 보다 자격을 갖춘 전문가에 의한 의료 관리가 필요한 문제를 치료하려고 시도하지 않는지 확인해야 한다.

(5) 항상 "내가 관리해야 하는 위험 요소가 있는가?"라고 질문한다. 만약 위험요소가 있다면 중재를 확인하고, 위험 요인을 모니터링하고 관리한다.

(6) 전반적인 결과를 달성하기 위해 모니터링하고 관리해야 하는 문제와 위험 요인을 파악한 후 다음 질문을 해본다.

① "건강문제의 상태와 위험 요인을 어떻게 모니터 할 것인가?"(무엇을 평가할 것인가? 누가 그것을 평가할 것인가? 얼마나 자주 평가할 것인가?)

② 사정된 내용을 어떻게 기록할 것인가?

③ "위험 (기여) 요인을 관리 또는 제거하기 위해 해야 할 일은 무엇인가?"

④ "문제를 관리하거나 제거할 것인가?"

⑤ "안전을 증진하고 해를 입힐 위험 요소를 줄이기 위해 무엇을 할 것인가?"

⑥ "스스로 알아야 할 것을 개인에게 가르쳐라."

(7) 확인된 중재를 고려하고 다음의 질문을 해본다.

① "이 상황에서 이 환자에게 기대되는 이익을 예측했는가?"

② "원하지 않는 반응을 예측하고 그것을 최소화할 방법을 찾아냈는가?"

③ "이 상황에서 중재에 대한 원하는 결과에 대한 근거의 수준을 알고 있는가?"

④ "원하는 결과를 얻고 특정 대상자의 상황에 해를 미칠 위험을 줄이기 위해 할 수 있는 것은 무엇인가?"

(8) PPMP(예측, 예방, 관리, 홍보)에 따른 접근방식을 기억한다.

① 잠재적인 합병증을 예측하고 그것을 관리할 준비를 한다.
때로 문제의 원인에 대해 많은 것을 할 수는 없으나 증상의 잠재적 합병증을 예방하고 관리할 수 있다.

② 문제와 위험 요인을 치료할 뿐만 아니라 최적의 기능, 독립성 및 안녕을 증진시키는 중재를 확인한다.

(9) 직접 간호 중재(환자가 직접 외출할 때 도움을 주는 것과 같이 환자에게 직접 또는 환자와 함께하는 일)와 간접 치료 중재(임상병리검사 등)를 염두에 두어야 한다.

6. 평 가

간호평가는 간호계획 단계에서 설정한 기대하는 결과를 성취하였는지 평가하는 것이다. 대상자의 상태와 수행한 간호의 효과성은 지속적으로 평가되어야 하며, 필요에 따라 계획이 수정될 수 있다.

1) 평가 및 사고 교정

이 과정은 결점을 찾고, 사고에 집중하고, 명확하고, 깊이 있게 결정할 때와 같이 필요에 따라 조정을 하는 등 안전과 개선의 목적을 생각하는 데 반영된다.

건전한 임상적 추론 능력을 키우려면 자기 통제가 필요하다. 즉, 자신의 사고에 반영하고 "대상자에게 무슨 일이 일어나고 있는지 명확하게 인식하는가?"와 같은 질문을 하는 것이다.

간호과정에 대한 평가를 위해서는 스스로 다음과 같은 질문을 할 수 있다.

(1) "무엇을 놓칠 수 있는가?"

(2) "나의 추론이 맞는지 어떻게 확신할 수 있는가?"

(3) "나는 높은 기준을 가지고 있는가?"

(4) "중재가 잘못된 것이라면, 내가 대처해야 할 것이 무엇인지 알고 있는가?"

(5) "어떤 창의적인 접근방법이 효과가 있을 것인가?"

(6) "동료나 전문가들이 나와 대화를 나눌 수 있어 이런 상황에 처해야 할 생각을 더 잘 이해할 수 있을 것인가?"

임상적 판단에서의 오류를 피하기 위해서는, 첫 번째로 내렸던 결론이나 생각으로 결정하지 않아야 한다. 사고를 충분히 반영하고, 대안적인 결론, 문제점, 설명 및 해결방법을 고려한다. 하나의 정답이나 설명만을 가지고 결론을 도출하기 보다는 여러 방법을 고려할 때 더 좋은 방법을 선택할 수 있다.

평가와 사고는 지속적인 과정이다. 간호과정은 임상적 추론을 위한 중요한 도구이다. 이를 위해 간호과정의 여러 단계에서는 [표 2-8]에 제시된 바와 같이 질문을 통해 본인이 내린 추론을 반추할 수 있다.

[표 2-8] 간호과정 단계에서 질문해야 할 것들

단계	질문
사정 (assessment)	• 대상자와 보호자들이 사정 과정에 얼마나 참여했는가? • 대상자의 인식을 얼마나 잘 이해하고 있는가? • 내가 내린 가정은 무엇인가? • 자료수집은 얼마나 완료되었는가? • 내 자료가 얼마나 정확하고 신뢰할 수 있는가? • 대상자의 인식을 얼마나 잘 이해하고 있는가? • 간호와 의학적 관점 모두에서 필요한 자료들을 고려하였는가?
진단과 결과 (diagnosis and outcome identification)	• 실제적인 결과를 결정하는 대상자 및 보호자(주 이해 관계자)를 얼마나 잘 포함시켰는가? • 나의 결과는 측정 가능한 용어로 명확하게 기술되어 있는가? • 스스로 내린 결론(추론들)을 확신할 수 있는가? • 즉각적으로 보고되어야 할 증상과 징후가 얼마나 있으며, 이것이 보다 자격이 있는 관리가 필요한 의학적 문제가 될 수 있는가? • 내가 인식하고 있는 문제가 정확하다는 것을 대상자의 자료가 얼마나 지지하는 것인가? • 대상자의 자료로 식별할 수 있는 다른 문제를 놓친 적이 있는가? • 근본적인 원인, 기여 요인 및 위험 요소에 대해 분명히 하고 있는가? • 문제와 결과가 얼마나 명확하고 구체적으로 기술되어 있는가? • 최종 진단은 분명한 것인가? • 분명히 정리해야 할 필요가 있는 "논점을 흐리는 문제"를 발견했는가? • 간호 문제와 다학제적 접근법이 필요한 문제를 모두 확인했는가? • 진료 계획에 반드시 기록되어야 우선적인 위험요소와 문제점이 있는가? • 안전 문제와 대상자 교육 요구를 고려하였는지 확인했는가?
계획 (Planning)	• 대상자와 보호자가 우선순위를 정하고 계획을 수립하는데 어느 정도까지 참여했는가? • 어떤 즉각적인 우선순위를 놓칠 수 있었는가? • 진료 계획에서 다루어야 하는 문제를 놓친 적이 있는가? • 결과가 대상자에게 기대되는 성과를 얼마나 잘 반영하는가? • 기대되는 성과는 현실적이고 명확하며 대상자 중심적인가? • 원하지 않는 반응들과 이를 감소하기 위한 중재를 확인했는가? • 중재를 확인할 때 문제와 결과를 모두 고려했는가? • 계획을 세울 때 대상자의 선호도를 고려했는가? 대상자의 내구력과 자원을 사용했는가? • 이 대상자와 상황에 대한 대상자의 반응이 개별화된 중재라고 예측했는가? • 우선순위에 두어야 할 문제와 위험을 정하고 반드시 기록해야 할 해당 중재를 결정하였는가?

수행 (Implementation)	• 간호계획 수행 시 대상자 및 보호자를 얼마나 많이 개입시켰는가? • 대상자의 문제가 여전히 같은 것인가? • 누락된 새로운 문제가 있는가? • 대상자의 반응에 초점을 맞추고 있는가? • 뭔가 다른 것을 수행해야 하는가? 선택된 중재가 여전히 적절한 것인가? • 안전 문제를 언급해야 할 필요가 있는가? • 발견하고 기록해야 할 변화가 있는가?
평가 (Evaluation)	• 대상자가 달성하는 것과 관련된 주요 결과는 어디에 있는가? • 이전 간호 단계를 얼마나 정확하고 완전하게 완료했는가? • 대상자와 보호자는 결과에 대해 무엇을 말해야 합니까? • 대상자와 보호자를 위해 무엇을 제안하는가?

2) 포괄적인 계획 수립 / 계획에 대한 평가 및 업데이트

이 단계는 대상자의 의무기록에 기재해야 할 우선순위의 문제와 해당 결과 및 중재를 확실히 하고, 간호계획을 최신의 것으로 유지하는 것이다. 종합적인 계획을 수립하고, 기록된 주 치료계획의 구성요소들을 확인하는 목적은 [표 2-9]와 같다.

[표 2-9] 치료계획 결정의 목적과 구성요소

목적	치료계획의 구성요소
• 돌봄 제공자 사이의 의사소통 증진 • 직접적인 치료, 중재, 기록 • 연구, 법적 근거, 보험에 대한 자료 제공을 위한 의무기록 작성	• 기대되는 결과 • 궁극적인 결과로 언급되어야 할 실제적이고 잠재적인 문제 • 결과를 달성하기 위해 계획된 특정한 중재 • 평가 기록(경과 기록지)

계획이 어떻게 작용하고 어떤 변화가 이루어지는지 지속적으로 반영하는 지속적인 평가를 시행하는 것은 필요 시 계획의 조정을 더 빨리 시행하여, 보다 안전하고 효율적인 치료를 제공할 수 있도록 한다.

포괄적인 계획을 수립하고, 계획을 업데이트 하는 방법은 먼저 간호과정의 모든 구성단계에서 열거된 내용과 기록된 계획의 목적 및 구성 요소에 대해 잘 알고 있어야 한다.

그리고 주요 문제와 중재를 직접 확인한다. 대상자의 기록을 검토하고, 간호 문제와 중재가 사전 설정된 계획, 정책 또는 의사의 처방에 의해 해결되는지 확인한다. 사전 계획된 계획에 대한 중재와 대상자의 현재 상황을 비교해 본다. 필요 시 중재를 수정하거나 추가한다.

수립된 간호계획을 평가하고 업데이트하려면 계획에 기록된 내용과 실제 대상자 사정 시 수집했던 자료들을 확인해본다. 자료 확인 시 기대결과에 대한 경과를 확인한다. 예를 들어, 기대결과가 수술 절개 부위 감염의 징후가 없는 것이라면, 수술 절개 부위의 감염 징후(발열, 발적, 삼출물, 압통)를 사정한다. 또한 문제를 꼼꼼히 모니터하고, 새로운 위험 요인이나 문제점에 대해 면밀히 주시한다. 위험 요소 또는 문제가 변경되면 나타난 대로 대상자의 의무기록을 업데이트한다. 그리고 중재에 대한 대상자의 반응을 모니터링한다. 대상자에게서 기대결과가 나타나지 않는다면, 결과를 개선하기 위해 무엇을 바꿀 필요가 있는지 결정한다.

마지막으로 필요시 중재를 수정하고 필요에 따라 의무기록을 수정한다.

제3장

임상적 추론과 개념지도

1. 개념지도의 개념 및 이론적 근거

2. 개념지도 작성

3. 개념지도의 간호과정 적용 가능성

4. 개념지도를 적용한 임상적 추론

임상적 추론과 개념지도

1. 개념지도의 개념 및 이론적 근거

1) 개념지도(Concept Map)의 개념

인간의 사고는 선형적, 평면적 구조로 이루어지지 않으며, 사고를 이루는 각각의 개념들은 복잡한 관계를 이루며 얽혀 있다. 인간은 어떠한 지식을 형성할 때 사물 또는 사상들 속의 규칙성을 기호나 상징으로 나타낸 개념의 형태로 기억하기 때문에 기본적으로 텍스트의 해석이 필수적이다. 이러한 구성주의적 학습관은 학습자 본인의 적극적인 개입과 참여를 강조한다. 즉 선형적 구조인 텍스트 내부에 존재하는 요소들 간의 관계를 구조화하는 과정이 텍스트를 이해하는 데 도움을 준다는 점에서 여러 분야의 연구자들은 이러한 사고의 구조화 과정을 시각적 도해로 나타내려는 시도를 해왔다. 이 과정에서 개념과 개념간의 관계를 2차원적으로 시각화하여 나타낸 그림인 개념지도(concept map)가 효과적인 방법으로 제시되었다.

개념지도(concept map)란 시각적 형태로 지식을 표현하는 구조적 형태로 명제 형태의 진술을 마디와 연결고리를 사용하여 나타낸 그림이다. 개념지도에서 각 개념은 타원이나 사각형 안에 표현되고 이 타원이나 사각형은 그들 간의 관계를 나타내는 선으로 연결된다. 개념지도는 주로 동사형으로 만들어진 연결어와 명사형으로 만들어진 아이디어, 그리고 사물, 사건 등의 유사한 개념끼리 연결하여 의미를 지닌 명제로 구성된다. 새 명제는 이미 정립된 관계를 나타내거나, 새로운 지식을 만들기도 한다. 이러한 개념끼리의 연결고리와 맥락을 통해 통찰을 얻어내고 새로운 의미를 발견할 수 있다.

개념지도와 유사하거나 관련된 용어는 인지지도(cognitive map), 마인드맵(mind map), 지식도(knowledge map), node-link graph 등이 있다.

[그림 3-1] 개념지도의 기본구조

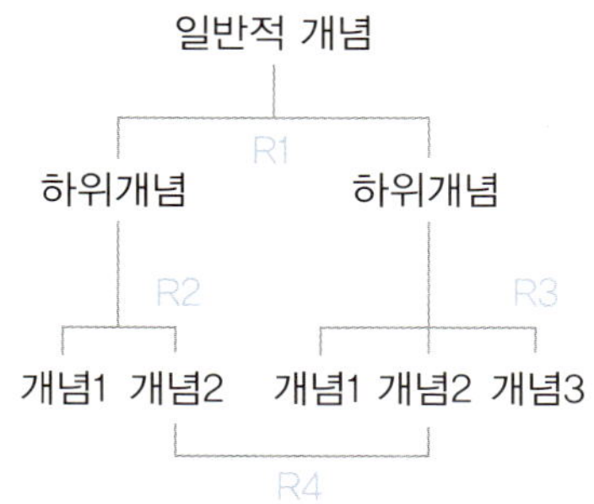

* R1, 2, 3, 4 : 개념들 사이의 관계를 나타내는 연결
* 일반적인 개념으로부터 구체적인 개념으로의 위계조직
* R4는 두 개념 사이의 교차연결

개념지도는 개념을 위계적인 배열로 조직화하는데, 상부에 가장 포괄적이며 일반적인 개념이 배치하고, 그 하단부에 보다 구체적이고 특수한 개념들을 배치하여 위계적으로 조직하여 개념들 간의 상호관계를 보여준다. 이러한 개념지도는 고정된 것이 아니라 역동적인 것으로서 학습주제가 변함에 따라 각 개념의 중요도도 달라지며 상위 개념과 하위 개념의 관계가 변할 수 있는 특성이 있다.

개념지도를 이용하면, 주요 개념 간의 관계를 이해하기 쉽도록 지도 형태로 도식화하여 학습 영역의 주요 개념들을 분명히 해주므로 복잡한 구조를 한 눈에 전달할 수 있다. 또한 개념지도를 작성하기 위해 개념 간의 위계를 정하는 동안 각 개념들의 포괄성과 특수성 여부를 비교하고, 수직 관계를 알게 됨으로써 인지구조의 분화를 촉진하게 된다.

2) 개념지도(Concept Map)의 이론적 배경

(1) 과학 개념의 형성과 발달

개념이라는 용어는 다양한 의미로 사용되고 있어서 하나의 정의를 내리는 것은 불가능하다. 그러나 사전적 의미로 정의하자면 개념은 많은 사물, 현상, 관계들이 갖는 공통적인 특성을 이끌어내고, 공통이 아닌 특성은 버려서 심리적으로 구성한 것으로 일정한 말이나 기호가 모이는 것이 보통이며, 내포와 외연의 두 측면을 가지고 있다. 개념의 의미는 그 개념의 정의로서 주어지며, 그 의의는 그 개념과 다른 개념간의 유법칙적 관계가 판명됨으로서 생긴다고 보고 있다.

개념은 오랜 시간 여러 학자들에 의해 다양하게 정의되고 있으며 대표적으로 사용되는 개념의 정의를 살펴보면 다음과 같다.

① 개념은 어느 특수한 사물(사물들)을 다른 사물(사물들)과 구분하고 관계를 맺게 할 수 있는 것들(사물, 사건, 과거의 일)의 특성에 대한 정련된 정보이다.

② 개념은 공통적인 기준적 속성(common criterial attributes)을 지니며 각각의 문화에서 승인된 부호 혹은 기호로 명명된 물체, 사건, 상황 혹은 특성이다.

③ 개념이란 부호나 상징에 의해 표현되는 사건이나 사물 내의 규칙성이다.

④ 개념이란 공유하는 속성을 바탕으로 범주로 분류될 수 있는 일련의 특정한 물건, 부호, 혹은 사건으로서, 그 범주의 이름이나 부호를 갖는 것이다.

이와 같이 개념과 개념 학습에 대한 전문가들의 정의가 서로 다르나 일반적으로 개념은 개인이 지각한 사건이나 사물을 심리적인 의미로 내면화한 것을 뜻한다.

개념은 일종의 요약적 체계로서 지식의 범위를 확장하는 수단이기 때문에 지식의 빠른 성장에 비례하여 과학교육 분야에서도 개념 발달의 중요성이 더욱 강조되고 있다.

Ausubel(1978)은 개념발달에 대해 '어떤 문제에 대해 진지한 생각을 하도록 충분한 시간을 주었을 때, 우리는 실제 세계보다 인간이 살고 있는 개념의 세계에서 결코 벗어날 수 없다. 즉 인지구조 내의 개념의 영향 때문에 인간은 완전하고 신뢰성 있는 감각 표상보다 고도로 단순화되고 도식화되며, 선택적이고 일반화된 실체의 의식 표상을 경험한다.'고 하여 그 중요성을 주장하고 있다.

(2) 개념지도와 구성주의적 인식론

개념지도는 명제 속에 내포되어 있는 개념들의 의미를 도식화한 지식 구조의 표현방법의 하나로서 Novak과 Gowin(1984)이 구성주의적 인식론과 Ausubel의 유의미 학습 이론을 근간으로 개발된 것이다.

구성주의자들은 이론에 대한 갈등과 반성에 대한 결의를 통해 학생이 학습을 구성한다고 주장하며, 주어진 틀 안에서 학생의 자기 탐험을 장려한다. 임상실습에서 학생들은 자신의 개인적인 목적이나 목적에 따라 복잡한 개념을 선택하고 구성한다. 특히 임상 환경에서의 개념 매핑(concept mapping)은 의사소통, 팀웍, 그룹 역학, 비판적 사고, 의사결정 기술의 기초가 되며, 학생들로 하여금 새로이 이해를 할 수 있도록 하고, 건전한 임상 판단의 기초를 제공하는 새로운 지식 창출을 위해 도출된 링크를 분석할 수 있도록 한다.

(3) 개념지도와 Ausubel의 유의미 학습

유의미 학습에서는 새로운 정보가 학습자의 인지구조 내 기존 관련 개념에 연결될 때 학습이 일어난다고 말하면서 학습에서 개념 간의 관련 중요성을 강조한다. Novak은 "개념은 기호나 부호로 표현된 사물 또는 사상 속의 규칙성으로 정의된다."라고 말하며 효과적인 교수-학습 설계를 위해 가장 중요하게 고려할 점이 개념학습이라고 주장한다. Ausubel은 "학습에 영향을 끼치는 가장 중요한 요인은 학습자가 이미 알고 있는 것이 무엇인가"라는 것을 강조하는데, 여기서 "학습자가 이미 알고 있는 것을 확인한다"는 것은 학습자가 가지고 있는 지식의 요소들 가운데 어떤 것이 가르치려고 하는 것과 관련이 있는가를 확인하는 것을 뜻한다. 이것을 그의 용어로 표현하면 학습자의 인지구조에서 가용한 '관련 포섭개념(relevant subsuming concept)'을 확인하는 것이다.

유의미 학습 이론의 주요 학습 종류는 다음과 같다.

① 수용학습과 발견학습

수용학습에서는 학습할 전체 내용이 최종 형태로 학습자에게 제시되며, 학습과제는 학습자가 독립적으로 발견할 수 없다. 학습자에게는 단지 제시되는 학습자료를 내면화하거나 통합하는 것만 요구된다. 반면 발견학습은 학습할 주요 내용이 주어지지 않고 학습자가 독립적으로 학습 과제를 발견한다. 그러나 이것은 내면화되기 이전에 학습자가 먼저 발견해야 한다. 다시 말해 발견학습은 학습할 내용이 우선 발견되고, 그 후에 수용학습에서처럼 발견된 내용이 내면화된다.

② 유의미 학습과 기계적 학습

유의미 학습은 학습과제가 학습자의 기존 인지구조에 비축어적이고 비언어적인 형태로 관련될 경우에 일어난다. 이와 달리 기계적 학습은 암기학습이라고도 하는데, 예를 들면 무의미 철자를 학습하는 경우와 같이 학습과제가 이해되지 않은 채 학습자의 인지구조에 임의적으로 관련되거나 단지 기계적인 반복을 통해서 암기될 때 일어난다. 비록 이와 같이 유의미 학습과 기계적 학습으로 구분하지만 이들은 양분된 것이 아니라 연속선상에 존재한다는 것을 인식해야 한다. 신생아를 제외하고 절대적 암기학습이라고 하는 것은 존재하지 않는다. 암기학습은 단지 새로운 정보의 획득이 기존의 인지구조 내에 있는 비교적 작은 요소와 관련될 때 일어나는 학습이라는 것을 이해하는 것이 중요하다.

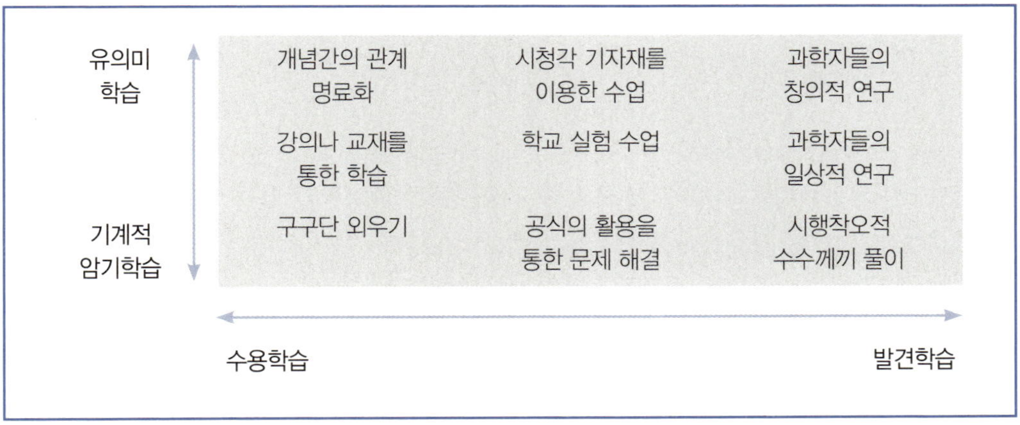

인지구조에 대해 Ausubel은 여러 가지의 기존 정보와 새로운 정보 사이의 관련성에 의해 세부적인 지식 요소들이 조금 더 크고 일반적이며 포괄적인 개념들과 연결되는 방식으로 뇌에서의 정보 저장이 이루어진다고 보았다. 결국 인지구조란 위계적으로 조직된 개념의 틀을 말하는데, 여기서 각각의 개념은 개인의 감각적 경험의 표현으로 볼 수 있다. 개인의 감각 경험은 각각 독특한 역사를 가지고 있기 때문에 한 개인의 인지구조 내의 특정한 요소는 개인적일 것이라고 예측할 수 있다. 즉, 한 개인의 개념은 다른 사람이 가지고 있는 개념과 다를 수 있다는 것이다. 그러나 이 차이들은 의사소통을 할 수 없을 만큼 크지는 않다.

유의미 학습에서 또 다른 중요한 부분은 개념 분화의 과정이다. 새로운 경험이 얻어지고 새로운 지식이 학습자가 이미 가지고 있는 개념과 연결될 때 이 개념은 더욱 정교해지고 변형될 수 있으며, 따라서 이후 학습에 새로운 정보의 배열을 추가로 관련시킬 수 있다.

결국 유의미 학습이란 새로운 학습 내용이 학습자의 인지구조 속에 이미 존재하는 관련 개념에 연결되는 것을 일컫는 것으로 여기서 새로운 학습이란 여러 개념으로 이루어진 명제이고, 이들은 인지 구조의 적절한 위계 구조 안에 자리잡는다. 따라서 유의미 학습을 강화시키기 위해서는 개념 간의 관계를 명확히 하는 것이 무엇보다 중요하고, 그 실천적 방안으로서 개념지도가 효과적으로 사용될 수 있다.

(4) Novak의 개념지도

1950년 대 말에서 1960년 대에 교육 재구성에 대한 움직임이 일어나 학교에서 이루어지는 기계적인 학습에서 벗어나 학교학습의 유의미성을 증가시키고자 하였다. 1970년부터는 코넬대학의 연구팀에 의해 Ausubel의 유의미 학습론을 검증하는 교실관찰을 실시하였고 보다 나은 수업과 학습활동을 돕는 이론의 개발이 이어졌다. 그 중 하나가 Novak이 제시한 개념지도 전략이다.

Novak은 개념지도를 의미 있는 학습을 촉진시키기 위한 메타인지 전략이자 지식을 나타내는 조직화된 도구로 설명했다. 개념지도는 개념이나 명제로 구성되어 개념이나 사건이나 물체에서 규칙적인 것으로 인식되고 단어나 기호로 표현된다. 객체 또는 사건, 자연적 또는 건설적 성격에 관한 문장으로 정의된 명제는 의미 단위(semantic units) 또는 의미의 단위(units of meaning)가 되었다. 따라서 '질병', '병', '약물'이 사건으로 간주되고 '사람', '병원'이 대상으로 간주되는 경우 질병에 시달리고 병원에 입원한 사람은 '환자' 또는 '고객'으로 표현된다. 두 개 이상의 개념이 다른 단어와 연결되어 의미 있는 문장을 만들면 명제가 작성된다. 예를 들어, '환자가 약을 먹는다'는 것은 '환자'와 '약물'의 개념이 연결되어 있는 명제이다.

3) 개념지도의 특징

Novak과 Gowin(1984)은 가장 일반적인 개념에서 가장 특수한 개념으로 가는 위계적인 구조 뿐만 아니라 등급 수준에서 개념 간 수평적인 조직 등 다양하게 개념 간 상호관계를 조직해 가는 과정을 개념지도라고 하였다. 즉, 개념지도는 지식을 하나의 표로 나타내는 기법이다. 지식의 표는 개념의 네트워크(network)들이다. 네트워크는 마디(nodes)

와 고리(links)로 구성된다. 마디는 개념들을 나타내며, 고리는 개념들간의 관련성을 나타낸다. 개념과 개념을 연결하는 고리는 이름이 붙여진다. 고리들은 무방향성, 일방향성, 쌍방향성일 수도 있다. 개념들과 고리들은 범주화될 수 있다. 개념들과 고리들은 인과관계나 논리적인 관계 등 어떤 범주화 속에서 연상적으로 연결되어 여러 의미를 내포하게 된다.

개념지도는 정적이 아니라 역동적이다. 가장 일반적인 개념들로부터 가장 특정한 개념들 순으로 위계적 등급을 나타내며, 비대칭이며, 교과의 개념을 짧게 나누어 나타냄으로써 시각적인 효과를 지닌다. 주제가 변함에 따라서 상위개념과 하위개념들의 관계가 변할 수 있다. 학습자의 이해력이 증가하고 새로운 지식이 습득됨에 따라 그 학습자의 인지 속의 개념지도는 달라지게 될 것이고, 이러한 과정을 통해 학습되게 된다.

결과적으로 개념지도는 주어진 시간의 흐름에 따라 학습자의 학습 정도를 평가하는데 이용될 수도 있으며, 또한 학습자의 사전 지식을 평가하거나 유의미한 학습을 촉진하는데 이용될 수도 있다. 개념지도에 포함되는 핵심개념을 개념지도로 나타내면 [그림 3-2]와 같다.

[그림 3-2] 개념지도에 포함된 핵심 개념들 (Novak, 1991)

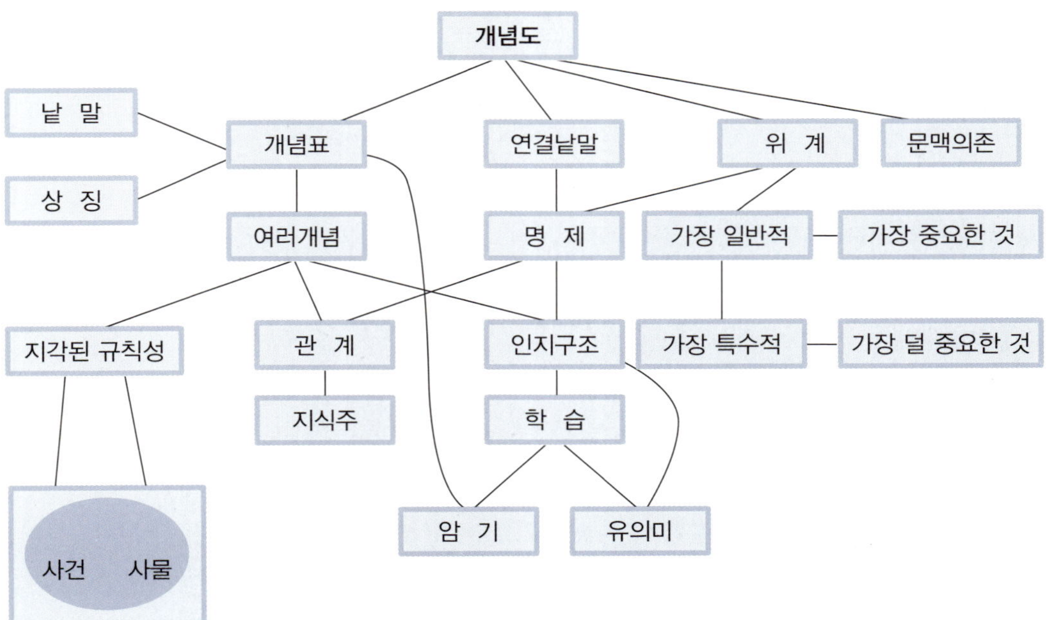

Box 3-1 Novak 개념지도의 특징

1. 개념지도는 2차원적 표상화이며 개념들간의 명제적 관계이다.
2. 개념지도는 위계적 등급을 보인다. 즉 가장 일반적인(포괄적인) 개념들로부터 가장 덜 일반적이고 특정한 개념들 가장 적은 포괄성을 지닌 개념들로 나아간다.
3. 개념지도는 복잡한 내용을 시각적으로 간단히 나타냄으로써 시각적인 효과성을 지닌다.
4. 개념지도는 동사개념을 명사개념으로 변화시킬 수 있으며, 이러한 것들은 개념지도의 구조를 촉진시킨다(예를 들면 '구성하다' 또는 '사용하다'라는 동사를 '구성' 또는 '사용'이라는 명사로 바꾸고 화살표를 이용해 개념들간의 관계를 나타낼 수 있는 설명들을 덧붙인다).
5. 개념지도는 지각된 규칙성 등의 개념을 설명하기 위해 사건이나 사물같은 것을 예로 들 수 있다.
6. 개념지도는 각 작성자에 따라 또는 관점에 따라 다르다.

Pankriatius 역시 [그림 3-3]과 같이 개념지도를 개념지도 형태로 나타내었다.

[그림 3-3] 개념지도에 대한 개념지도(Pankriatius, 1990)

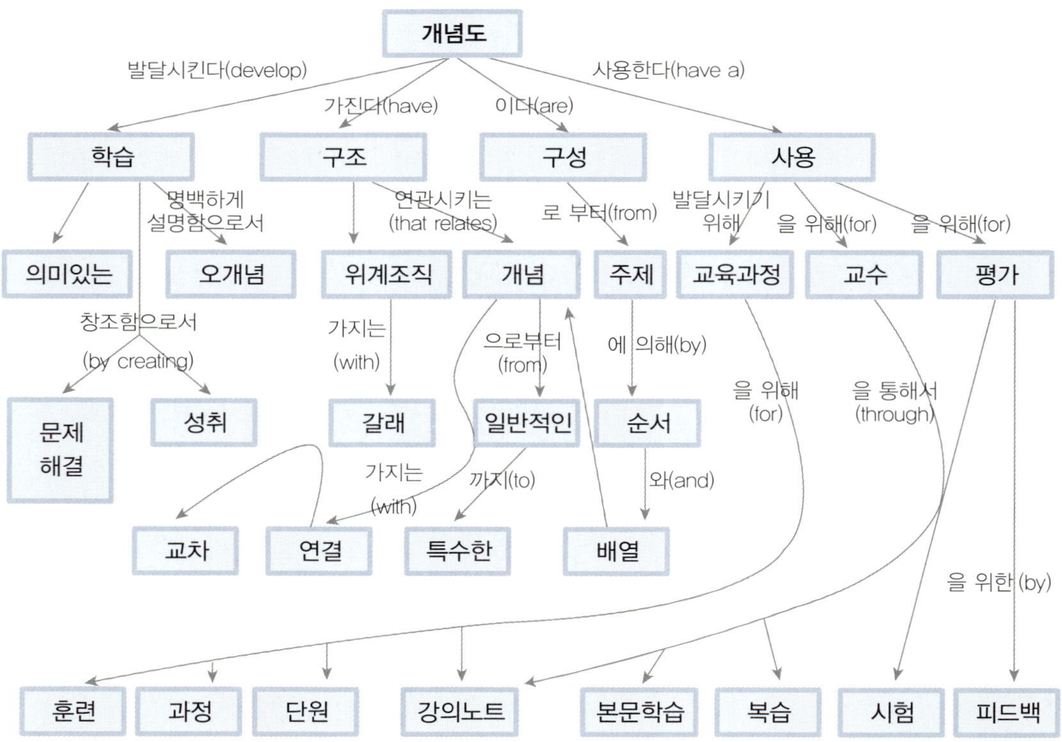

Pankriatius의 개념지도 그림을 분석해 보면 다음과 같은 특징을 지닌다.

(1) 개념지도는 의미 있는 학습을 발달시킨다.
(2) 개념지도는 문제해결을 통해 학습을 발달시킨다.
(3) 개념지도는 성취동기를 만들어 줌으로써 학습을 발달시킨다.
(4) 개념지도는 잘못된 개념을 명백히 설명함으로써 학습을 발달시킨다.
(5) 개념지도는 교차하고 연결할 수 있는 갈래를 가지는 위계조직인 구조를 가진다.
(6) 개념지도는 개념을 일반적인 것으로부터 특수한 것을 연결짓는 구조를 가진다.
(7) 개념도는 순서와 배열로서 주제로부터 구성되어 진다.
(8) 개념지도는 훈련, 학습과정, 각 단원 그리고 강의 노트 등에 대한 교육과정을 발달시키기 위해서 사용한다.
(9) 개념지도는 강의 노트, 본문 학습 그리고 복습을 통한 교수를 위해 사용한다.
(10) 개념지도는 시험이나 피드백에 의해 평가를 위해서도 사용한다.

4) 개념지도의 유형

개념지도는 개념 간의 정적인 관계를 표현할 수도 있고, 순서도와 같이 어떤 목표에 도달하려고 수행하는 절차를 표현할 수도 있고, 어떤 요소간의 상호작용 관계를 표현할 수도 있다.

이러한 관계의 형태에 따라 개념지도는 세 가지 형태로 분류될 수 있다.

(1) 위계적 개념지도

위계적 개념지도는 개념의 배열이 위계적으로 이루어진 개념지도로서, 개념의 중요도에 따라 상위에서 하위로 개념이 제시되며 가장 중요한 개념이 상단에 놓인다. 즉, 위계적 개념지도에서는 보다 포괄적이고 일반적인 상위개념이 개념지도의 상단에, 구체적이고 특수한 하위개념은 상위개념의 하단에 위치한다.

(2) 범주적 개념지도

범주적 개념지도는 주요 영역이나 특징에 따라 하위 종속 개념들과의 관계를 표현하는 형태이다. 개념지도의 중심에 중심개념이 위치하고 그와 관련된 여러 하위 개념들이 그물망처럼 위치하는 형태로 마인드맵과 유사한 형태를 가진다.

[그림 3-4] 위계적 개념지도 – '지도 읽기'

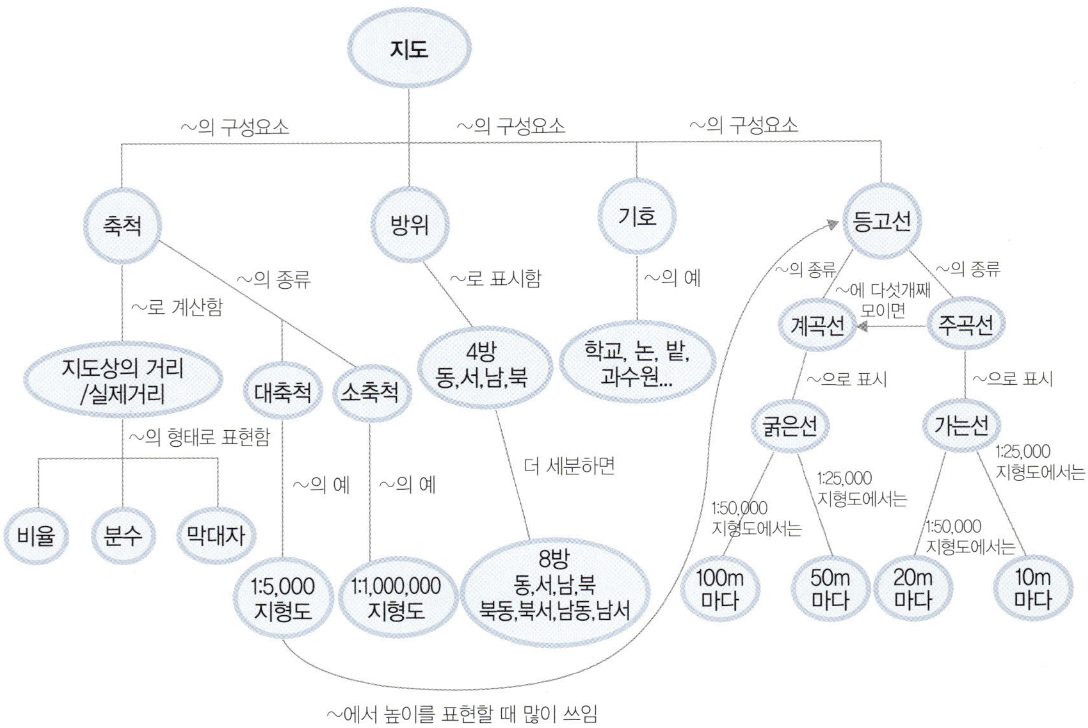

[그림 3-5] 범주적 개념지도 – '수도권'

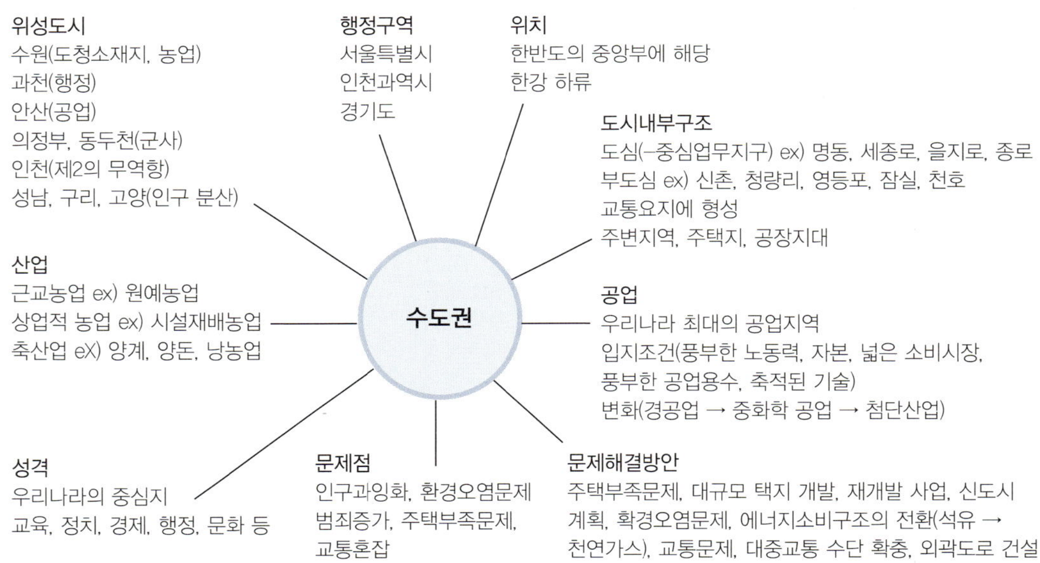

(3) 인과적 개념지도

인과적 개념지도는 하나의 개념을 중심으로 상관관계를 표현하는 형태이다.

[그림 3-6] 인과적 개념지도 - 부동의 생리 · 심리적 변화에 대한 개념도

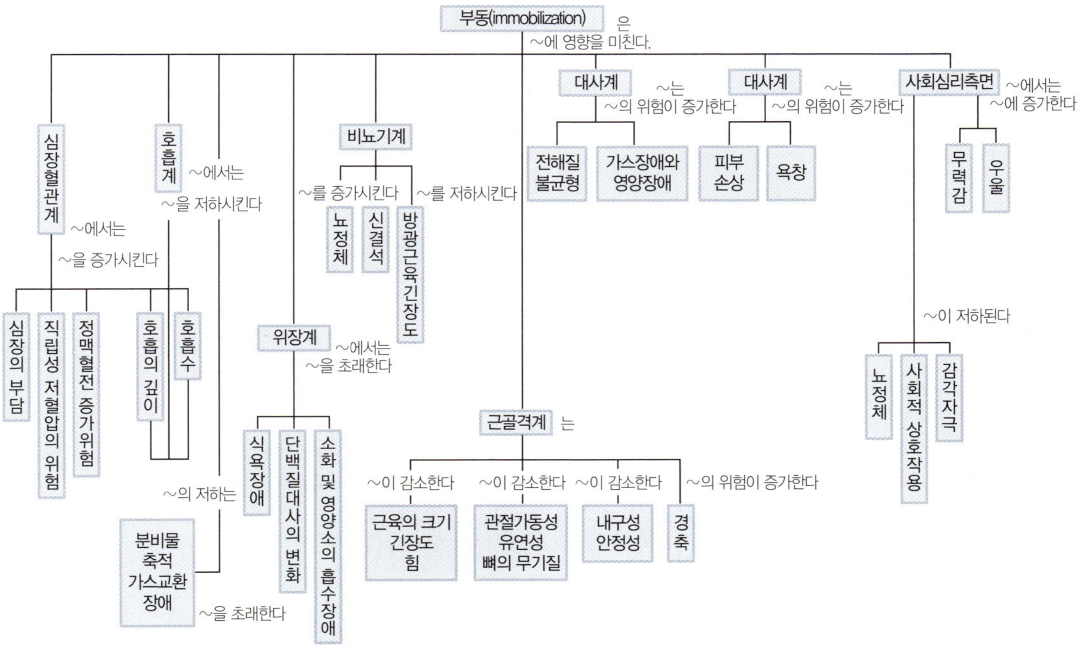

출처 : 변영순, 장희정. (1997). 기초과학에서의 개념도의 활용. 간호과학, 9(1), 45-58.

5) 개념지도(Concept Map) vs 마인드맵(Mind Map)

개념지도와 마인드맵은 여러 연구와 교육과정에서 동일하거나 유사한 개념으로 사용되고 있다. 실제 두 개념은 몇 가지 공통점을 나타낸다. 첫째, 개념지도와 마인드맵은 개념과 개념 간의 관계를 시각적으로 도식화한 것이다. 둘째, 개념지도와 마인드맵 모두 개념 간의 위계를 명시한다. 셋째 동일 위계를 갖는 개념들은 상위 개념의 공통점에 기반하여 분류된 것이다. 즉, 사고를 조직화하고 분할된 사고(개념)의 관계를 그래픽으로 표시한다는 점에서 개념지도와 마인드맵의 기능은 동일하다고 말할 수 있다.

그러나 개념지도가 마인드맵 사이에는 분명한 차이가 있다. 가장 큰 차이점은 개념 사

이의 상관관계이다. 마인드맵은 주 가지와 세부 가지를 통해 아이디어 혹은 키워드를 확장해 나가는 것을 중요시하지만, 개념지도는 각 개념 간의 관계를 중요시하며 반드시 의미 있는 단어나 문장을 지정해야만 한다. 실제로 많은 경우에 각각의 키워드가 서로 관련이 되어 있거나 종속관계에 있지만 마인드맵을 이용하는 경우에는 이러한 관계를 효과적으로 표현하기가 어렵다. 또한 각각의 개념이 순서를 가지며 흐름을 따라야 하거나 관계를 가지는 경우는 마인드맵 보다 개념지도가 유용하다. 따라서 주 가지를 기준으로 다양한 사고의 확장을 중요시 하고, 보다 각각의 개념 또는 키워드 사이에 상관관계가 많지 않을 경우에는 마인드맵을 이용하는 것이 편리하고, 개념 사이에 상호관계와 의존성을 중요시 하고 순서를 따라야 한다면 개념지도를 사용하는 것이 좋다.

마인드맵과 개념지도의 차이는 각각의 구조도를 예로 들면 보다 분명해진다. [그림 3-7]이 마인드맵이고 [그림 3-8]이 개념지도이다. [그림 3-7]과 [그림 3-8]에서 드러나는 명시적인 차이는 개념과 개념을 연결하는 선에 이들의 관계를 보이는 어구가 삽입된

[그림 3-7] 마인드 맵의 예(직장암의 증상, 원인, 치료)

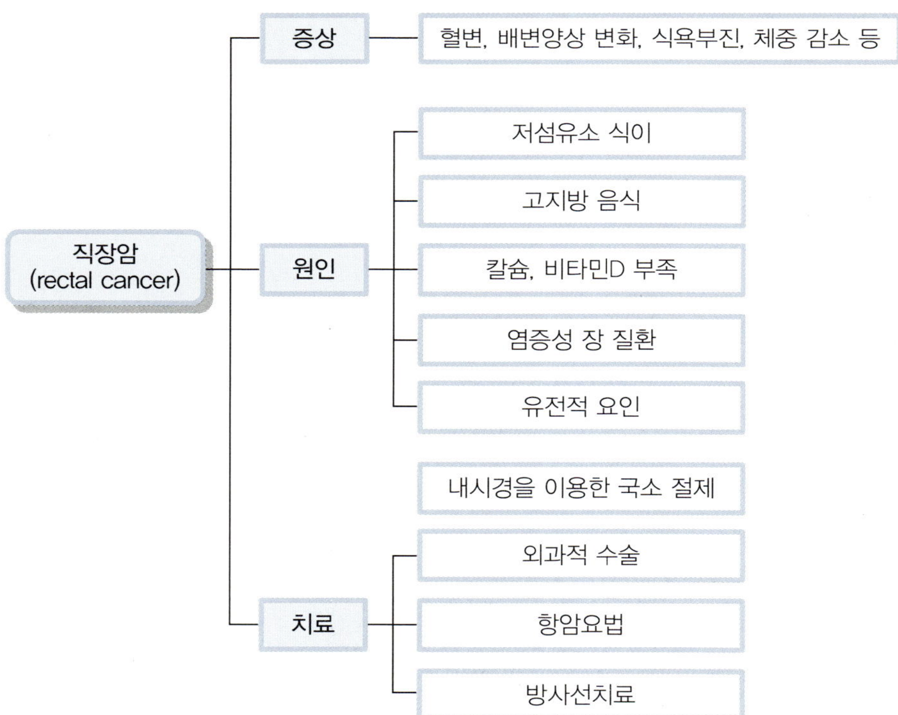

[그림 3-8] 개념 지도의 예(인간 성장 발달 이론)

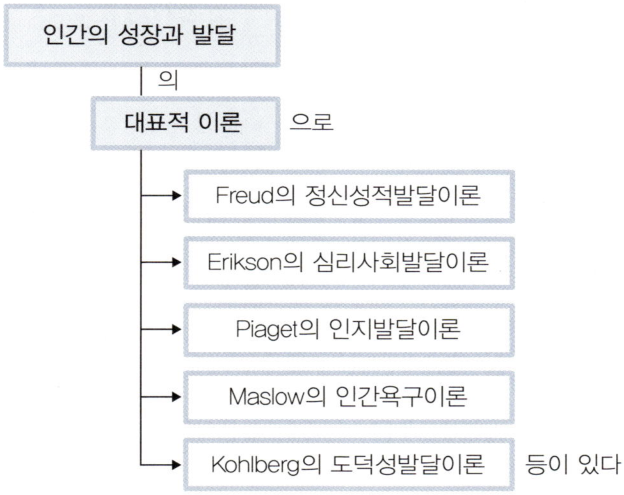
인간의 성장과 발달
의
대표적 이론
으로
Freud의 정신성적발달이론
Erikson의 심리사회발달이론
Piaget의 인지발달이론
Maslow의 인간욕구이론
Kohlberg의 도덕성발달이론
등이 있다

다는 점에 있다(그림 3-8의 '의/으로/등이 있다'에 주목하자). 또 다른 차이는 화살표나 연결선이 자유롭게 삽입될 수 있다는 점이다. 개념지도가 갖는 이 같은 특성은 구성 요소들 간의 관계를 보이거나 새로운 정보를 삽입하는 데 도움이 된다.

6) 개념지도의 활용

개념지도는 1977년부터 Novak에 의해 체계적으로 개발되어 사용되어 왔으며, 국내에서는 1990년대에 교육학에서 연구가 활발히 진행되어 연구와 교육의 도구로 오랜 시간 사용되어 왔다. 또한 최근에는 개념지도를 수업 전략 뿐만 아니라 평가도구로도 사용하고 있다.

(1) 교육과정과 수업의 설계

개념지도는 지식 영역에 대한 의미 혹은 지식 구조의 표상이며, 지식의 개념적 관계와 구조의 이해를 촉진시킨다. 이러한 개념지도는 학교 교육에서 교수 학습 도구로서 많이 활용되어 교수자는 교수 설계 절차나, 교수 분석, 학습자 분석 등 각종 분석의 결과 전체적인 설계의 결과를 개념지도로 나타내어 설계과정을 보다 명료화 시키고 동료 교수자들과의 의사소통을 촉진할 수 있다. 교육과정을 설계할 때, 개념지도의 상위 단계에 위치한 포괄적이고 통합적인 개념들은 교육과정 개발의 기초가 되고, 반면에 하위 단계의 좀 더 구체적이고 특정한 개념들은 구체적 수업 자료와 학습 활동으로 구성되는 학습과제를 선정하는 준거로 이용된다.

(2) 교수도구

수업과 학습의 과정 중 개념지도의 활용은 학습내용의 이해와 개념 체계 형성에 효과적이고, 학습자의 수업 태도에 긍정적 영향을 미친다.

교수자는 학습 내용을 개념지도로 작성하여 학습자에게 제시하여 학습하게 하거나, 다른 형태로 정보를 제시하면서 개념지도를 보조 또는 촉진수단으로 활용할 수 있다. 개념지도는 교수자가 학습자의 보이지 않는 생각이나 행동이 어떻게 변화해 가는지 확인할 수 있다는 특성이 있어 학습자와 교수자간의 상호 작용도 강화할 수 있다.

개념지도는 수업을 듣는 학습자 간 사고의 공유를 가능하도록 해 집단교육에서도 활용될 수 있다. 예를 들어, 실험실, 스튜디오 혹은 현장 학습과 같은 특별 활동에서 미완성된 개념지도를 학습자가 완성하도록 요청하거나 작성된 개념지도의 수정을 요청할 수 있다. 때로는 학습자에게 교과서, 강의, 또는 다른 형태의 제시된 양식으로 정보를 제공하면서 제공된 정보에 근거하여 개념지도를 학습자 스스로 구성하게 할 수도 있다. 학습자가 개념지도를 구성할 때는 학습자 단독 혹은 동료 학습자나 교수자와 협력하여 구성할 수도 있으며, 학습자들끼리 독자적 또는 협력적으로 구성한 개념지도를 서로 비교하면서 토의할 수 있다.

(3) 평가도구

개념지도는 학습한 결과를 가시적으로 보여주는 결과물이므로 학습의 다양한 단계에서 평가도구로 이용될 수 있다. 수업 전에 작성한 개념지도를 통해 교사는 학습자의 선지식 수준이나 잘못된 개념을 갖고 있는지 여부를 진단할 수 있다. 이와 비슷하게 교사는 학습자가 작성한 개념지도를 학습자의 개념 구조화 수준과 학습 진행 상황을 파악할 수 있는 평가도구로 사용할 수도 있다. 개념지도는 주어진 시간의 흐름에 따라 학습자의 학습 정도를 평가하는 데 이용될 수 있으며, 학습자의 인지구조 차이나 인지구조의 변화 과정을 이해하고 탐색할 수 있는 평가도구이다. 수업 후에 작성한 개념지도는 학습 내용의 이해 정도를 평가할 수 있는 수단이 된다. 진단평가나 총괄평가의 목적으로 학습자에게 개

[그림 3-9] 생리학 수업에서 학생 그룹에 의해 작성된 협력적 개념지도 : 심장혈관계, 전말초혈관저항 (Moni, 2005)

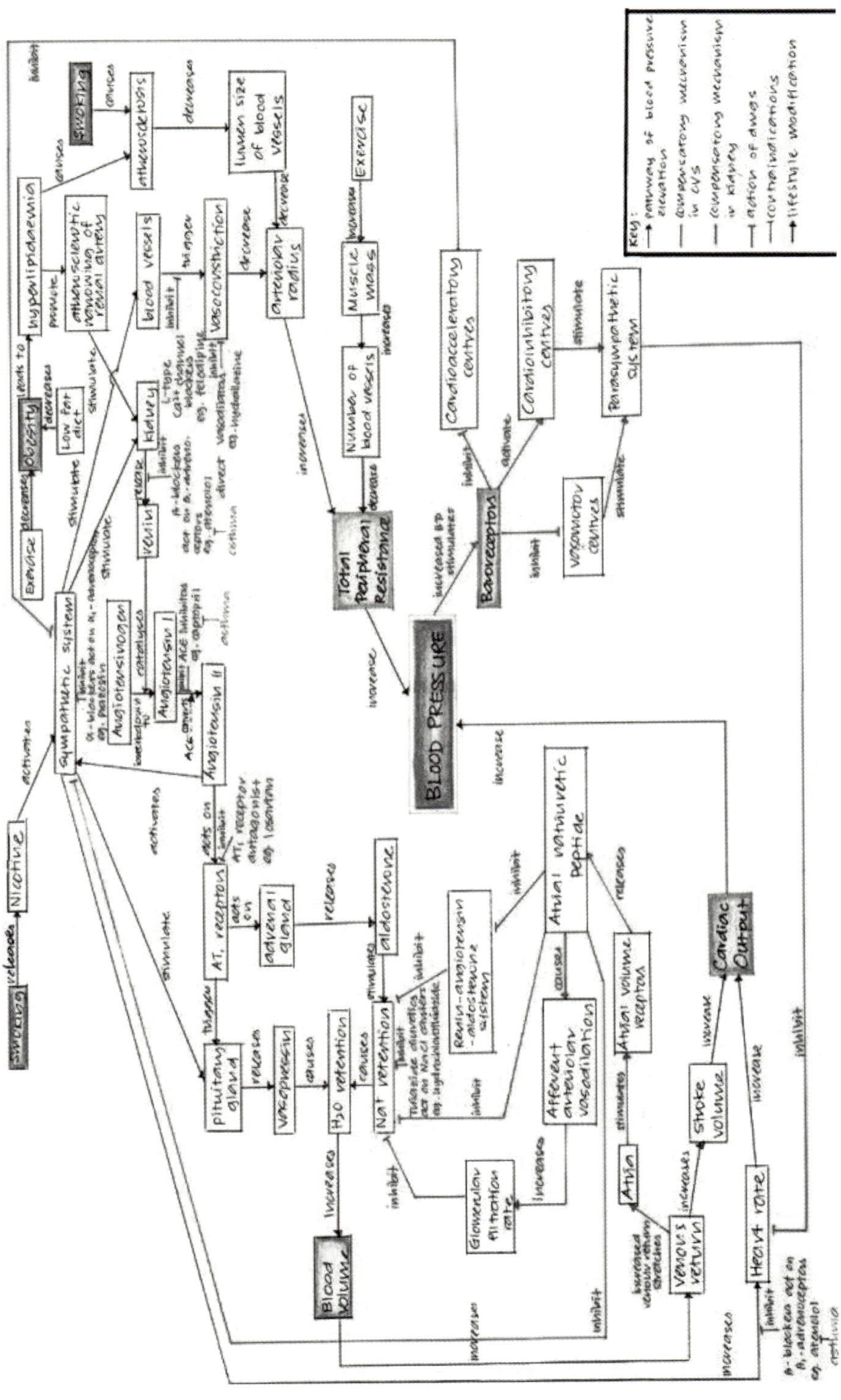

념지도를 구성하게 하여 구성된 개념지도를 평가하는 것도 신뢰도와 타당도를 갖춘 방법이라는 것이 여러 연구를 통해 지지된 바 있다. 이와 같이 개념지도는 학습을 보조하고 촉진하는 역할 뿐만 아니라 학습을 진단하고 평가하는 기능에 이르기까지 다양하게 활용되고 있다.

최근에는 학습교재로 멀티미디어 자료의 사용이 늘어나며, 관련 기술의 빠른 발달로 새로운 차원의 컴퓨터를 이용한 개념지도의 구축이 가능하게 되고 있다. 기존의 개념지도는 근본적으로 텍스트만으로 구성되어 왔지만 점차 하이퍼텍스트 기능을 추가하여 많은 개념지도들을 동시에 연결하여 구축할 수 있어, 점차 더욱 복잡한 도식 구조(schema structure)의 구축이 가능해졌다. 또한, 텍스트만으로 된 개념지도 위에 각종 멀티미디어 자료 및 웹 링크들을 함께 구축할 수 있게 되어 단순한 개념지도를 넘어선 포토폴리오 기능을 함께 하는 새로운 차원의 학습 및 평가도구로서의 가능성들을 제시하고 있다.

2. 개념지도 작성

개념지도를 작성하기 위해서는 수집된 자료 내에 포함된 개념을 선정한 후 개념 사이의 연결을 통해 학습자의 개념이 분화, 확장되어가는 것을 알 수 있다. 즉, 학습내용을 제시하고 학습자로 하여금 그들의 인지구조 내에 존재하는 방식으로 개념들을 위계에 따라 배열하고 관계있는 개념끼리 연결하여 그 관계를 진술하도록 하면서 체계적으로 학습내용을 이해할 수 있다.

1) 개념지도 작성 원칙

개념지도를 만드는 원칙은 다음과 같다.

(1) 개념은 사각형이나 타원으로 표현한다.
(2) 상위 개념은 위쪽에, 하위 개념은 아래쪽에 위치한다.
(3) 하나의 개념은 한 곳에만 사용되어야 한다.
(4) 화살표를 이용해 관계를 정의한다.
(5) 관계는 반드시 의미를 가지는 단어나 문장을 포함해야 한다.
(6) 하나의 개념은 여러 개의 관계를 가질 수 있다.

2) 개념지도의 표현

개념지도의 표현은 작성 과정에서 다음의 몇 가지 형태를 통한다.

(1) 번호를 부여하는 방법

① 개념과 개념의 연결선에 번호를 부여하고 번호에 해당되는 명제를 제시한다.

② 명제를 알기 위해 매번 확인해야 하는 번거로움이 있으나 진술문만으로 개념을 추측할 수 있다.

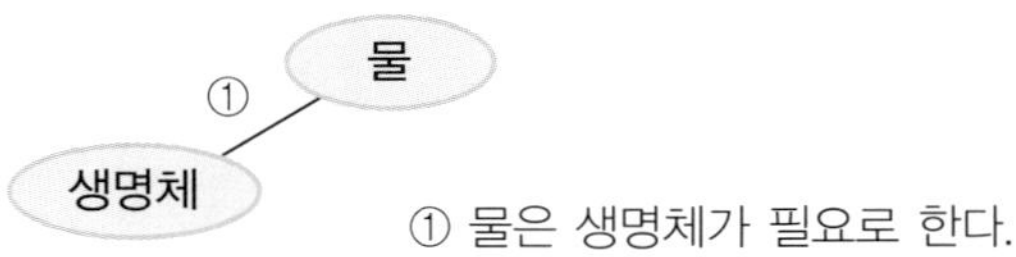

(2) 화살표로 개념을 지정하는 방법

화살표 방향대로 해석한다.

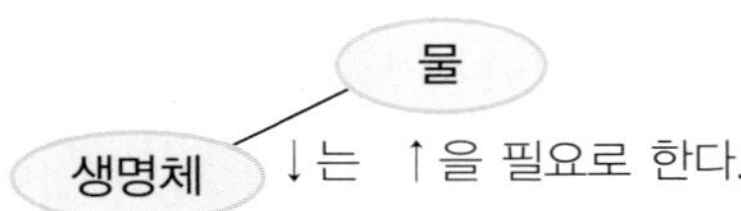

(3) 조사를 제시하고 개념 말미에 연결어를 표시하는 방법

① 어순에 맞게 표현할 수 있다.

② 자연스럽게 나타나지 않고 연결어가 부각되지 않는다는 단점이 있다.

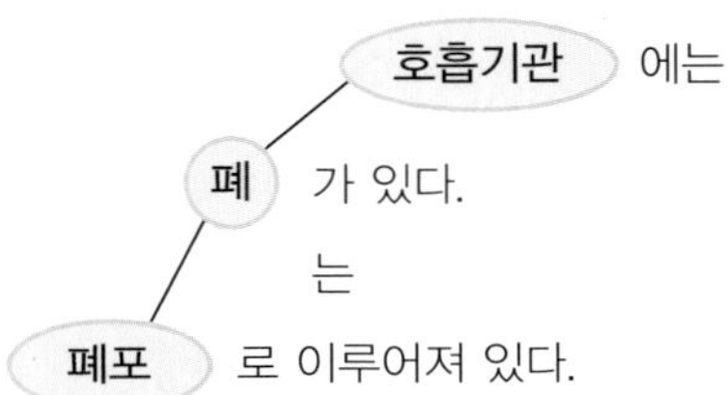

호흡기관
에는
폐
가 있다.
는
폐포
로 이루어져 있다.

(4) 영어식 표현을 적용한 방법

이 방법은 어순이 어색하여 해석에 문제가 있을 수 있다.

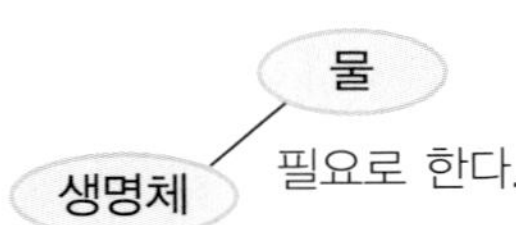

물
생명체
필요로 한다.

3) 개념지도 작성 단계

Novak과 Gowin(1984)은 개념지도 작성 단계를 다음과 같이 설명하였다.

첫째, 학습 영역 내에서 학습할 개념을 동정한다. 학습자가 학습 내용을 보는 시각과 개념지도를 만드는 목적에 따라 동정하는 개념이 다를 수 있다.

개념지도를 만드는 법을 배우기 위해서는 지도를 작성하는 사람에게 매우 친숙한 지식의 영역으로 시작하는 것이 중요하다. 개념지도의 구조는 사용되는 맥락에 따라 다르므로 텍스트의 일부분, 실험실 활동 또는 이해하려고 하는 특정 문제 또는 질문을 식별하는 것이 가장 좋다. 이 작업은 개념지도의 계층 구조를 결정하는 맥락을 형성하고 첫 번째 개념지도에 대한 지식의 범위를 설정하는데도 도움이 된다.

둘째, 범위를 설정한 후 다음 단계는 설정 범위에 적용되는 핵심 개념을 식별하는 것이다. 이것들은 가장 일반적이고 포괄적인 개념으로부터 구체적이고 특정한 문제 상황 순으로 나열하여 순서를 정해야 한다. 이 단계에서 개념들간의 위계와 관계를 결정한다. 똑같은 개념일지라도 학습자의 인지구조에 따라서 강조하고자 하는 것이 달라지기 때문에 위계 수준이 다를 수 있다. 위계가 달라지면 명제도 달라진다. 위계는 점진적 분화와 통합적 조정의 지표가 된다.

셋째, 연결어를 사용하여 개념들 간의 관계를 서로 의미 있게 연결한다. 즉, 배치된 개념들 사이에 존재하는 주요 관계를 찾고, 그 관계를 나타내는 연결선을 긋는다. 연결선에 연결어를 사용하여 해당하는 명제나 원리를 표기한다.

넷째, 학습자가 이미 알고 있는 개념들을 우선적으로 연결시키고 새로운 개념들을 관련 있는 개념 또는 명제를 찾아 의미 있게 첨가시킨다. 새로운 개념과 기존 개념간의 새로운 관계를 형성시킨다.

다섯째, 작성된 개념지도를 전체적으로 보면서 다른 개념들의 무리 속에 있거나, 몇 단계의 위계를 건너서 관계있는 개념을 찾아 선으로 연결하고 연결어를 적어 넣는다(교차연결 : cross link). 교차연결은 의미 있는 학습의 좋은 지표가 되며 통합적 조정이 잘 되었는지를 나타낸다.

개념지도는 한 번에 작성되는 것이 아니고 모범 답안이 하나 있는 것도 아니다. 개념지도에 나타난 명제가 같아도 관련 선행지식과 사고 성향 그리고 개념지도 작성의 목적 등에 따라 다른 모양이 될 수 있다. 따라서 알아보기 쉬운 형태의 개념지도는 있을 수 있으나 완전한 형태는 없다. 반복 연습을 거쳐 개념지도를 수정하면서 작성자의 인지구조의 분화 및 변형을 꾀할 수 있다.

Box 3-2 개념지도 구성 절차

① 주제/초점이 되는 질문 정의
② 질문의 주제와 관련된 주요 개념들을 식별하여 열거
③ 개념들을 일반적 → 구체적인 순서가 되도록 위에서 아래로 나열
④ 나열된 주요 개념들 간의 링크를 추가하여 개념지도 초안 완성
⑤ 개념간의 관계를 기술하는 연결어(속성, 사례, 종속, 적용상황, 원형 등) 추가
⑥ 개념지도 상에서 인접하지 않은 개념들 간의 관련성을 나타내는 교차 연결 작성
⑦ 작성된 개념지도의 검토 및 수정

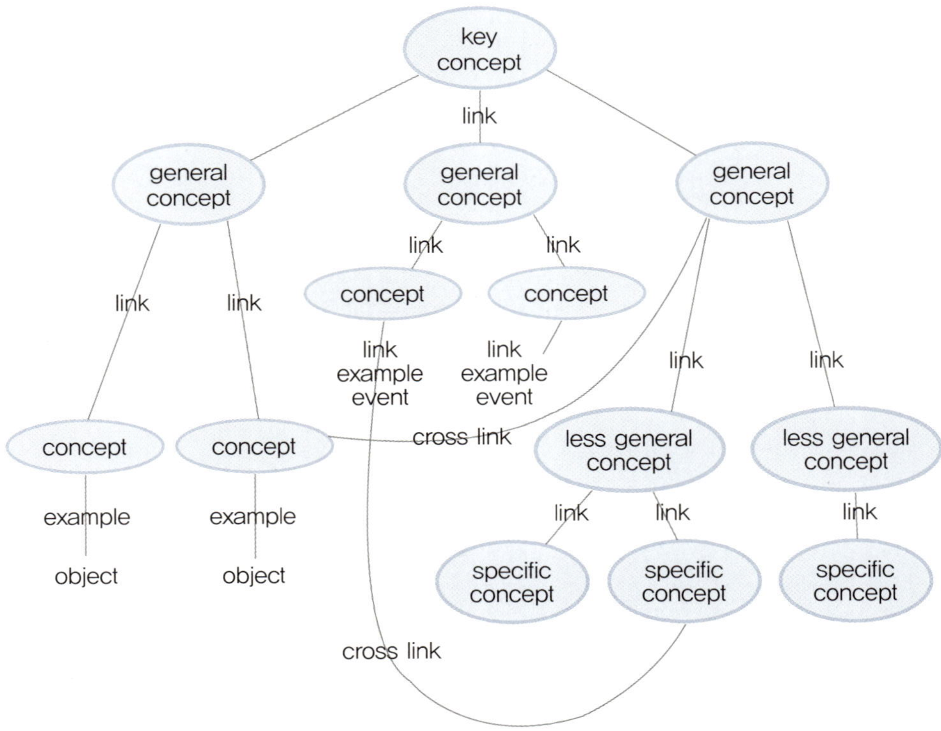

[그림 3-10] 개념지도 구성 예시(Kinchin, 2001)

Box 3-3 교육과정에 적용된 개념지도 작성과정 예시

1. 간단한 의미를 내포하는 문장을 복사하여 나누어주고, 큰 종이를 몇 장씩 나누어준다.
2. 문장을 자세히 읽게 한다. 완전히 이해할 때까지 반복해서 계속 읽을 수 있다.
3. 읽은 문장에서 가장 중요한 개념들을 골라 연필로 동그라미를 그리게 한다. 중요한 개념을 최종적으로 골라 확정할 때까지 지우개로 지워가며 수정할 수 있다.
4. 동그라미로 그려진 개념들을 나누어준 종이 위에 약 2~3cm 간격을 두고 포괄적인 개념(상위개념)은 위에 쓰고, 덜 포괄적인 개념(하위개념)은 아래에 쓴다. 개념지도를 확정할 때까지 지우개로 지워가며 자유롭게 수정할 수 있다. 개념들의 위치가 정해지면 각 개념들에 동그라미를 그린다(그림 3-11).

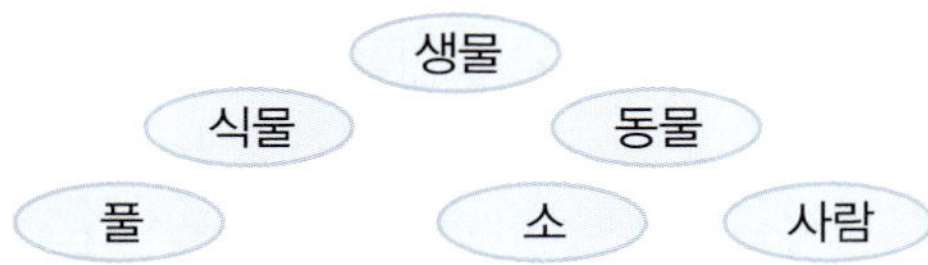

[그림 3-11] 용어 배열 단계의 개념들

5. 동그라미가 그려진 개념들 간에 서로 어떠한 관련이 있는지 생각하게 하고, 관련이 있다고 생각하는 각 개념들끼리 연결선을 그어 연결하게 한다.
6. 연결선 위에 서로 어떻게 관련이 있는지, 어느 방향으로 관련이 되는지를 표시하기 위해 화살표가 있는 연결선으로 그리고, 그 연결선 위에 연결된 개념들 간에 어떻게 관련이 되는지를 간단한 관련 낱말로써 기록해 넣는다.
7. 몇몇 학생들의 완성된 개념지도를 선택하여 칠판에 붙이고 그 개념지도에 대해 여러 학생들 앞에서 설명하게 한다. 또 다른 학생에게는 나누어준 문장을 덮고 자신이 그린 개념지도만 가지고 무슨 내용인지를 설명하게 한다(잘된 점은 칭찬한다).
8. 전 학생의 개념지도를 교실의 적당한 공간에 붙이고 학생들끼리 서로 이야기하게 한다.
9. 같은 문장이나 다른 문장을 통하여 심화된 개념지도 그리기 연습을 계속하게 한다(그림 3-12).

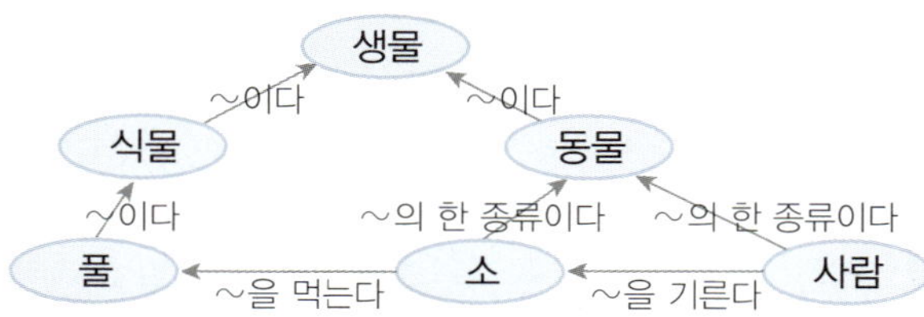

[그림 3-12] 용어 배열 단계의 개념들

※ 주의 사항

① 개념지도를 그릴 때 전 과정에서 수정을 자유롭게 하기 위해 지우개와 연필을 사용하게 한다.
② 익숙하게 습관화될 때까지 인내심을 가지고 꾸준히 개념지도를 그리는 훈련을 계속하게 한다.
③ 학생들은 개념지도 그리기 활동이 처음 해보는 것이기 때문에 어려울 것이다. 따라서 아주 쉬운 문장부터 시작하여 어렵고 복잡한 문장으로 단계적인 절차에 따라 계획적으로 진행해야 한다.
④ 완성된 개념지도의 잘못된 점을 들어 비판하지 말아야 한다. 개념지도의 정답은 없으며 각자의 개념지도는 그 나름대로의 의미를 갖는다.

4) 개념지도 평가

개념지도의 평가 준거는 개념과 개념 사이의 연결이 어느 정도 되어 있는가와 그 관계가 명확한가와 명제들 간의 위계가 올바른가이다. 일반적으로 작성된 개념지도를 평가하기 위해서는 다음의 기준을 적용한다.

- 명제
  : 두 개념 사이의 의미 관계를 연결선과 연결어로 나타내었는가?
- 위계성
  : 작성된 개념지도가 위계를 보이는가? 하위개념이 상위개념보다 더 특수하고 덜 일반적인가?
- 횡적 연결
  : 한 쪽 부분과 다른 쪽 부분 사이에 유의미한 횡적 연결이 있는가?
- 예시
  : 타당한 예가 되는 특수한 사상이나 사물이 제시되어 있는가?

개념지도 평가방법에 대해서는 학자들마다 약간씩 의견 차이를 보이는데 많은 연구에서 제시된 개념지도 평가방법은 크게 세 가지 범주로 구분될 수 있다.

첫 번째 방법은 개념지도 상에 나타난 요소들(components)을 수치화(점수화)하는 방법인데 명제적 진술의 명확성(proposition), 위계 수준(hierarchy levels), 예시(examples)의 사용에 중점을 두고 있다. Novak과 Gowin의 채점 방법이 그 대표적인 예라 할 수 있다.

(1) Novak과 Gowin(1984)의 채점 방법

① 연관(Linkage) : 개념지도에서 두 개념 사이의 관계가 바르게 연결되고 바른 명제로 그 관계를 설명하였다면 1점을 준다.

② 위계(Hierachy) : 개념들의 위계적 관계 즉 하위개념과 상위개념의 관계가 타당하면 각 위계 단계마다 5점씩 부여한다.

③ 교차연결(Cross-link) : 서로 다른 개념 군 사이에 관련(교차연결)이 있을 때, 그 연결이 타당하고 유의미하면 각 명제에 10점을 주고, 타당하지만 유의미하지 않을 때

는 2점을 준다. 교차연결은 유의미 학습의 좋은 지표가 되며 통합적 조정이 잘 되었는지를 나타낸다. 그리고 창의성이 보이는 것은 점수를 더 줄 수 있다.

④ **실례(Examples)** : 개념이나 명제에 올바른 예가 제시되었으면 그 각각의 예에 1점을 준다.

[그림 3-13] Novak의 점수화 모델

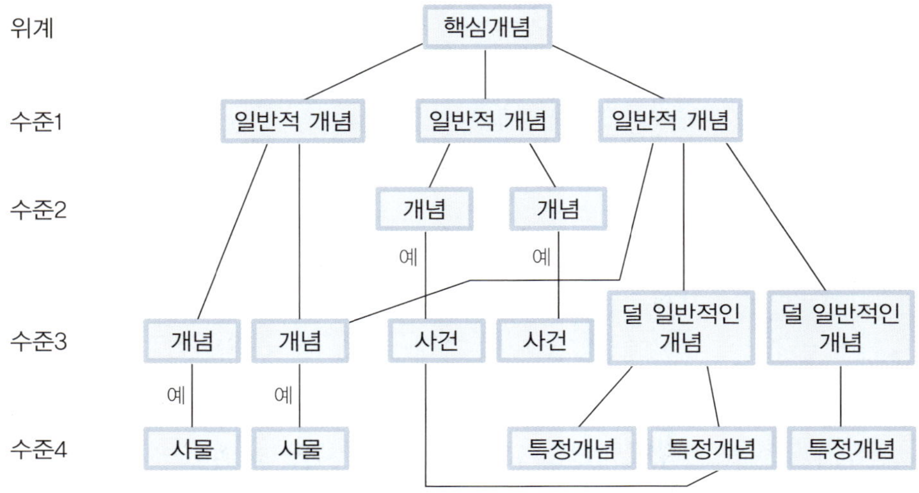

• 연관(타당함) = 14 • 위계(타당함) = 20(4수준×5) • 예(타당함) = 4(4×1)
• 교차연결(타당하고 명백함) = 20(10×2) ＊ 합계 : 58(점)

(2) Mason의 채점 방법(1992)

[수준을 결정하는 기초]

① **개념들의 수** : 제시된 개념들의 수가 많은가, 적은가의 정도

② **핵심 개념** : 주요한 핵심 개념이 제시되어 있는 정도

③ **연결의 타당성** : 형성된 명제가 명료한가 혹은 명료하지 않은가의 정도

④ **연결의 수** : 가능한 많은 연결을 보이고 있고, 중요한 연결이 포함되어 있는가의 정도

⑤ **수평적 흐름 대 수직적 흐름** : 일 방향으로 확장되는 경향을 보이는가, 여러 방향으로 확장되는 경향을 보이는가의 정도

⑥ **연결의 의미론적 범주** : 명제의 연결이 모호하거나 누락되었는가, 유의미한 연결이 보이는가의 정도

[표 3-1] Mason의 평가 기준표

기 준	수 준				
	빈약함 (1)	보통 (2)	훌륭함 (3)	매우훌륭함 (4)	우수함 (5)
개념들의 수(number of concept)					
핵심 개념(focal concepts)					
연결의 타당성(validity of linkage)					
연결의 수(number of linkage)					
수평적 흐름 대 수직적 흐름 (horizontal vs vertical flow)					
연결의 의미론적 범주 (semantic categories of links)					

(3) Wallace와 Mintzes의 채점 방법(Wallace & Mintzes, 1990)

① **관계** : 타당한 명제에 각 1점을 준다.

② **위계** : 타당한 위계에 각 1점을 준다.

③ **가지** : 한 개념과 하나 이상의 개념이 연결된 가지에 각 5점을 준다.

④ **교차연결** : 타당한 교차연결에 각 10점씩 준다.

⑤ **예** : 타당한 예에 각 1점을 준다.

두 번째 방법은 표준 개념지도를 사용하는 방법으로 전문가의 개념지도와 학생의 개념지도를 비교하여 수치화(점수화)하는 것이다. 이 방법은 표준 개념지도가 지식의 구조를 가장 잘 반영하는 이상적인 것이라는 가정이 요구된다. Lomansk(1992)의 척도를 예로 들면 개념의 수와 연결의 강도에 중점을 두고 있는데 개념의 수 측면에서는 학생 개념지도에 나타난 개념의 수를 전문가의 개념지도에 나타난 개념의 수와 비교하여 그 비율을 구하여, 100%일 경우는 '완벽', '67-99%일 경우는 '좋은', 33-66%일 경우는 '보통', 1-32%일 경우는 '빈약', 사용되는 개념이 없거나, 무관한 개념이 제시된 경우는 '없음'으로 구분하였다. 또 개념 사이의 연결의 강도(strength)는 '강함'(100%), '보통'(50-99%), '약함'(1-49%)으로 범주화하였다.

세 번째 방법은 학생 개념지도에 나타난 모든 요소를 고려하고, 이를 전문가의 개념지도와 비교하는 복합적인 방식이다. 이 전략에 따라 Novak과 Gowin은 위에서 제시한 4가지 요소에 의해 얻어진 각각의 점수를 전문가의 개념지도 점수로 나누어 비율을 구하는 것을 추가했다. Hoz 등(1990)은 개념들간의 연결의 타당성, 개념의 전체 구조, 개념군을 중심으로 분석하였다. West와 Garrard의 채점 방식은 전문가 집단에서 타당성을 검증받은 표준 개념지도의 연결과 위계를 학생의 것과 비교하여 평가하는 방법으로 다음과 같다.

(1) West와 Garrard의 채점 방법(West & Garrard, 1985)

Novak과 Wallace가 제시한 채점 방식은 점수를 임의로 정한 반면 West의 채점 방식은 전문가 집단에서 타당성을 검증받은 표준 개념지도의 연결과 위계를 학생의 개념지도와 비교하여 평가하는 방법이다. 이 방식은 이미 Hegarty 등이 사용하여 그 가능성을 확인한 바 있다(Hegarty, 1991).

① 통합(integration)의 정도

아이디어, 개념들이 연결된 정도를 표현하는 지수로서 학습자의 개념지도의 수와 비교하여 그 비율을 계산한다. 이 수치는 1보다 클 수도 있다.

$$I = \frac{\text{학생의 개념지도에 있는 총 연결선의 수}}{\text{표준 개념지도에 있는 총 연결선의 수}}$$

② 분화(differentiation)의 정도

특수한 개념이 포괄적인 개념 아래에 위치하고 있는지를 나타내는 지수이다. 표준 개념지도에서 순위를 정하고 가장 상위의 명제부터 높은 등위를 매긴 후, 표준 개념지도의 등위와 학생 개념지도의 등위 사이의 등위 상관 계수(Spearman coefficient)를 구한다.

③ 명제 진술(articulation)의 정확도

개념과 개념 사이의 관계를 정확하게 파악하고, 표현할 수 있는가를 나타내는 지수로 학생이 연결한 연결선 중에서 타당한 연결어를 세어 그 비율을 계산한다.

$$A = \frac{\text{학생의 개념지도에서 정확하게 진술된 연결어의 수}}{\text{학생의 개념지도에 있는 총 연결어의 수}}$$

5) 개념지도 프로그램

개념지도 프로그램은 Ausubel(1968)과 Novak(1998; 2002)에 의해 제안된 동화이론에 이론적 기반을 두고 있다. 이들은 유의미한 관계나 명제에 있어서의 개념과 연결구를 만들 수 있고 개념이나 연결어의 즉각적인 생성을 통해 개념지도 작성을 능동적으로 추진시킨다. 현재 사용되고 있는 개념지도 프로그램은 Axon Idea Processor, Inspiration, Kidspiration, Semantica, CMap Tools 등이 있으며, 가장 널리 알려진 개념지도 응용 프로그램은 IHMC(Institute for Human and Machine Cognition)에서 제공하는 CmapTools 이다. 무료로 제공되는 이 툴은 전 세계적으로 널리 사용되고 있으며 다양한 예제파일이 공개되어 있다.

간호사는 MindView와 같은 소프트웨어 프로그램에서 개념지도를 작성함으로써 다양한 환자의 요구에 대한 명확한 이해를 제시하고 진단 단계를 분리할 수 있다. 또한 SBAR 및 SOAP와 같은 방법을 개념지도에 적용시킴으로써 간호사는 자신의 생각과 행동을 보다 잘 정리할 수 있다. 즉 간호 개념지도를 통해 환자 간호의 질과 효율성을 향상시키는 것이다.

각 개념지도 프로그램의 장점 및 단점은 다음 [표 3-2]로 나타낼 수 있다.

[표 3-2] 개념지도 프로그램의 장점과 단점

프로그램	Axon Idea Processor	Inspiration	Kidspiration	Semantica	CMap Tools
운영체계	Windows	Mac & Windows	Mac & Windows	Mac & Windows	Mac & Windows
개발사	Axon Research	Inspiration Software, Inc.	Inspiration Software, Inc.	Semantic Research, Inc	IHMC
장점	• 사고과정을 지원해 주는 유연한 환경을 제공 • 특정 소프트웨어에 대한 지식 없이 사용 가능	• 개념지도 작성에 효과적임	• 학생들의 개념지도 작성에 효과적임	• 개념지도 작성에 효과적임	• 인터넷을 통한 정보 공유가 가능 • 공동 작업이 가능 • 한글지원이 가능함
단점	• 한글 지원 안됨	• 상업용으로 구입해서 써야 함 • 인터넷을 이용한 정보 공유가 불가능	• 상업용으로 구입해서 써야 함 • 인터넷을 이용한 정보 공유가 불가능	• 상업용으로 구입해서 써야 함 • 한글 지원 안됨	• 조작방법이 다소 복잡함

[그림 3-14] SBAR 적용 개념지도

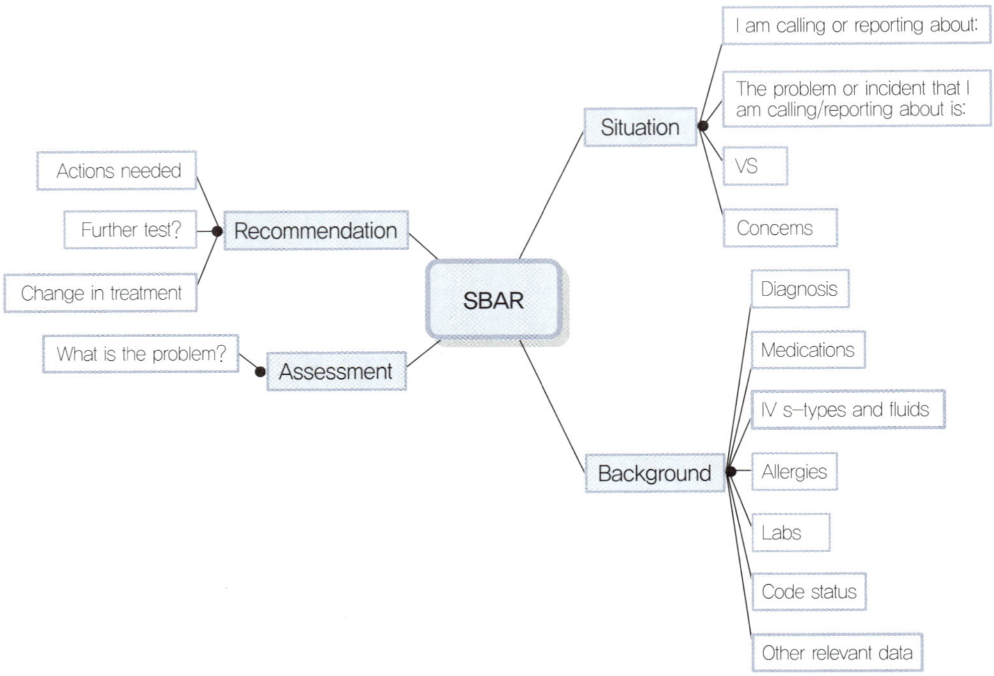

[그림 3-15] SOAP 적용 개념지도

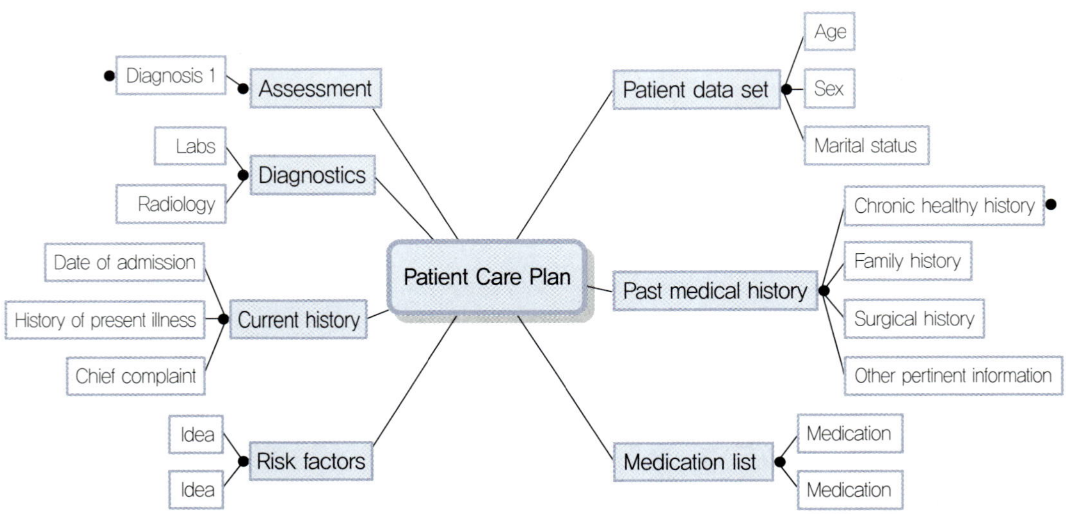

[그림 3-16] CMap Tools 적용 개념지도

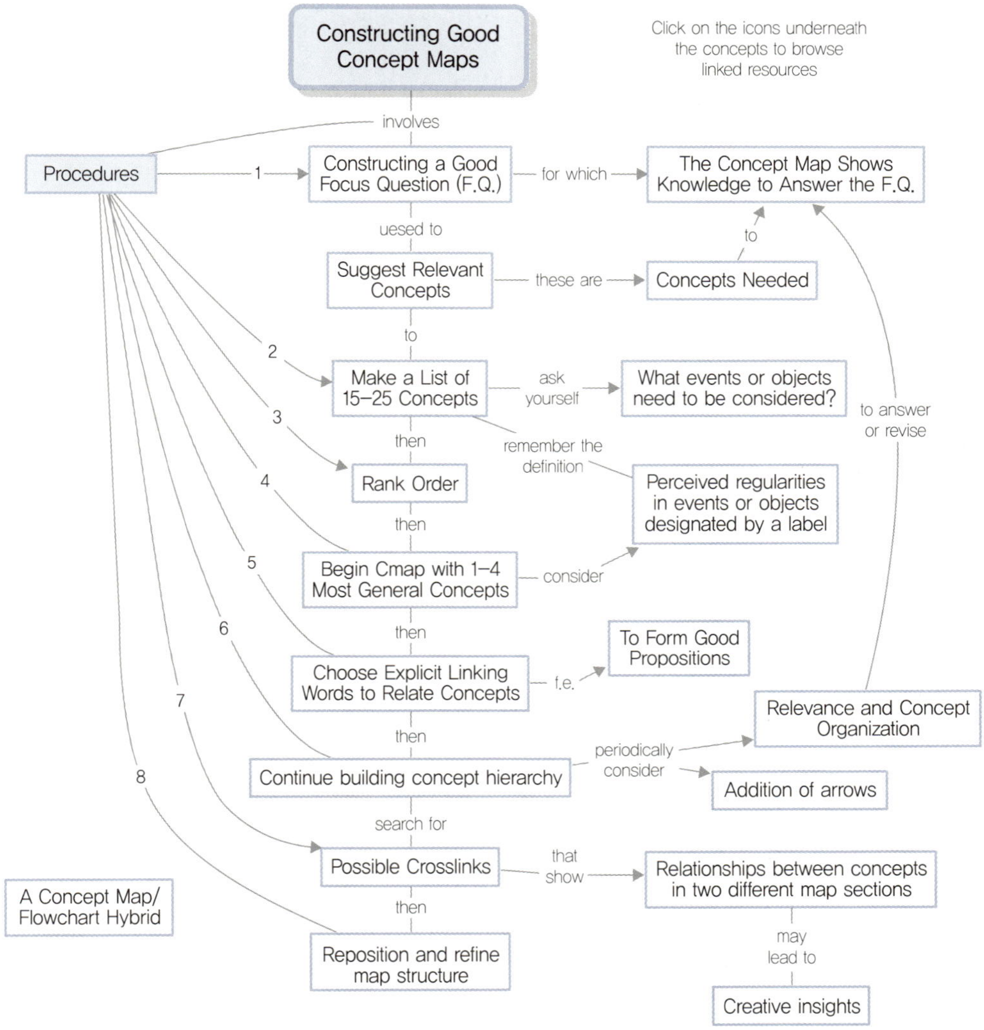

3. 개념지도의 간호과정 적용 가능성

개념지도는 현대 건강관리 문제를 해결하는 데 관련된 몇 가지 주목할 만한 특성을 가지고 있다.

(1) 다양한 전문 지식 콘텐츠나 관심사를 가진 여러 데이터 소스의 입력을 통합하기 위해 의도적으로 설계되었다.
(2) 정교하고 엄격한 다변량 데이터 분석을 사용하여 지도를 구성한다.
(3) 그룹의 종합적인 사고를 시각적으로 묘사하는 일련의 지도를 만든다.
(4) 지도는 행동 계획, 프로그램 개발 또는 평가 및 측정의 설명에 즉시 사용할 수 있는 체계(framework)나 구조(structure)를 구성한다.

이에 따라 최근 간호, 상담, 정신보건 등 휴먼서비스 영역에서 다양한 공급주체들이 참여하여 사업을 수행하는 경우, 집단 역동을 활용하여 사업 전반의 이해와 합의를 도출함으로써 성공적인 사업 수행 및 결과 성취를 지원하는 개념지도(concept mapping)를 의사결정도구로 선정하고 있다. 즉, 복잡한 아이디어나 이슈들을 구조화된 개념(structured conceptualization)으로 도출해 냄으로써 서비스 공급주체로서의 이해 관계자들, 서비스 제공자와 이용자 간에 존재하는 이견을 명확히 인지하여 합의를 이끌어 내는데 활용하고 있다.

특히 개념지도는 간호분야에서 복잡한 간호과정에서의 간호사의 분석 능력을 향상시키고 명확한 표현으로 비판적 사고를 촉진할 수 있었다. 매핑 과정을 통해 간호사들은 주제에 대한 논리적인 사고 흐름을 해석, 분석 및 평가하여 일상적인 방법으로 이러한 과정을 수행할 때 발생하는 결함을 인식할 수 있다.

간호 교육 분야에서도 개념지도는 이론과 임상의 관계를 증진시키는 효과적인 학습 전략으로 활용되어 간호 학생들이 기존의 지식에 새로운 정보를 연결하고 학제간 지식을 의미 있게 통합함으로써 개인 사고의 자기 평가를 용이하게 한다. 임상 간호 실무에서는 간호사가 환자의 임상 데이터를 수집하고, 간호 문제를 인지하여 문제 간의 관계를 분석함으로써 합리적 결정을 내릴 수 있도록 해주며, 결과적으로 간호과정을 개선하는 효과가 있다.

복잡하고 지속적으로 변화하는 의료환경으로 인해 스트레스를 받고, 환자 안전이 강조되는 상황에서 끊임없는 역량 증진을 요구받는 간호사에게 단순한 지식 전달 위주의 교육이나 내러티브적인 교육은 효과적이지 못할 수 있다. 이에 개념지도의 활용은 복잡한 의료 상황에 있는 간호사에게 자신의 경험을 스스로 관찰하고 비판적으로 평가하는 능력을 키울 수 있고, 이를 통해 간호역량 증진뿐만 아니라 간호사의 성찰수준의 변화까지도 기대할 수 있다.

간호개념지도를 작성하는 과정을 통해 간호과정에 개념지도의 적용 가능성을 좀 더 자세히 살펴보자.

1) 간호개념지도 작성

간호개념지도는 환자사정 자료, 의학적 진단과 간호진단, 수행되는 간호활동의 결정, 환자 반응 평가의 비판적 분석 위에 구축된 개별적 맞춤형 간호계획이다.

안전하고 효과적인 간호개념지도의 개발, 수행, 평가는 간호표준을 알고 따라야만 한다. 환자를 위해 간호계획을 개발할 때 반드시 해야 하는 근본적 질문은 "환자에게 적용되는 간호표준은 무엇이며, 적용할 수 있는 의학진단과 간호진단에 포함될 것이 무엇인가?"이다. "간호에 필요한 모든 것을 간호계획에 포함했나?", "해야 하는 모든 것을 하고 있는가?", "무엇을 놓치고 있는가?"에 대한 질문에 간호표준은 환자에게 적절한 간호를 제공하기 위한 가능한 모든 것을 확인해 준다.

이러한 표준의 대표적인 형태는 미국간호사협회 표준과 대한간호협회 전문직 간호표준이다.

(1) 간호개념지도 작성을 위한 간호실무표준

Box 3-4 미국간호사협회 간호실무표준

간호사는 법에 의해 안전하고 효율적인 간호를 수행하기 위한 지침을 따라야 한다. 이러한 법률적 지침은 간호표준이라고 불린다. 미국간호사협회는 전문직 간호실무표준을 개발해 왔으며, 간호개념지도는 이러한 일반 간호표준과 일치한다.

1. 간호사는 의료 소비자의 건강과 상황에 관련된 종합적인 자료를 수집한다.
2. 간호사는 진단하거나 문제를 결정하기 위해 평가 자료를 분석한다.
3. 간호사는 의료 소비자의 개별적인 계획에 대한 예상된 결과를 확인한다.
4. 간호사는 예상되는 결과를 달성하기 위한 전략과 대안을 처방한 계획을 개발한다.
5. 간호사는 확인된 계획을 수행한다.
   - 5-A. 간호사는 의료전달체계를 조정한다.
   - 5-B. 간호사는 건강과 안전한 환경을 도모하기 위한 전략을 사용한다.
   - 5-C. 대학원 수준의 준비된 전문간호사 또는 상급 실무 간호사는 확인된 계획에 영향을 주는 상담을 제공하여 다른 사람의 능력을 강화하고 변화를 실행한다.
   - 5-D. 상급 실무 간호사는 처방 권한, 절차, 의뢰, 처치, 그리고 요법 등을 주와 연방 법률 및 규정에 따라 사용한다.
6. 간호사는 도달한 결과에 따라 경과를 평가한다.

Box 3-5 대한간호협회 전문직 간호표준

한국의 간호표준은 직접 간호제공 시에 적용되는 '간호실무표준(standards of care)'과 전문직으로서 필요한 '전문직 수행표준(standards of professional performance)' 두 가지 영역으로 나눠 기술되었다. 간호실무표준은 간호실무의 핵심을 건강과 질병에 대한 인간의 반응을 사정하여 진단하고 간호중재를 규명하여 수행하고, 이를 평가하는 간호과정의 적용(▲자료수집 ▲진단 ▲계획 ▲중재 ▲평가 등 5개 영역)에 대한 것이며, 전문직 수행표준은 전문직으로서 간호사 자신의 교육적 배경과 위치에 적절한 전문직 활동에 참여하고 자신과 대상자, 그리고 동료들에 대해 책임을 갖는 전문직으로서의 역할을 수행하는 것으로 ▲윤리 ▲업무수행평가 ▲교육 ▲연구 ▲협동 ▲자원 활용 ▲간호의 질 관리 등 7개 영역으로 구성됐다. 전체 12개 영역의 간호표준에 대한 간호활동으로 총 53개의 일(Task)과 400개의 일 요소(Task element)가 규명됐다.

(2) 간호개념지도의 시작: 자료수집

간호개념지도 작성을 시작할 때 간호사는 개념지도에 들어갈 자료들을 수집하여야 한다. 이는 간호과정을 위한 첫 단계 – 대상자 사정 단계와 일치한다. 수집된 자료는 개념지도의 기틀을 형성하는 기초가 되므로, 간호사는 문진 및 검사결과, 과거력과 약물 등 활용가능한 모든 의미 있는 자료를 자세히 조사해야 한다. 간호정보 수집과정 및 자료수집을 위한 도구에 대해서는 이미 2장에서 논의한 바 있다.

(3) 간호개념지도 1단계: 틀 작성

이 단계에서는 수집된 자료를 정리하기 위한 기본 틀을 작성한다. 만약 위계적 개념지도를 작성할 경우 가장 상위에 중심이 되는 환자의 주 호소나 진단을 배치하고 하단에 대상자의 일반적인 문제부터 점차 특정한 문제를 배열하는 형태로 틀을 작성한다. 범주형 개념지도 틀을 이용한다면 환자의 주 호소나 진단이 개념지도의 중심에 위치하도록 하고 그에 따른 문제를 주변에 배치하도록 한다.

주요 문제들은 개념을 의미한다. 틀은 주요 문제들에 대한 도해이다. 처음 작성하는 개념지도 틀은 초안에 불과하며 이는 확인되는 건강문제와 관련 정보들의 업데이트 과정에서 비판적 사고와 추론 과정을 통해 보완되고 수정되어야 한다.

(4) 간호개념지도 2단계: 자료의 분석 및 분류

이 단계에서는 수집된 자료를 분석하고 분류해야 한다. 자료를 분류함으로써 의학 진단과 간호문제/진단을 지지하는 근거를 부여한다. 환자가 건강관리를 필요로 하는 이유와 관련된 가장 중요한 사정 자료를 확인하고 분류해야 한다.

자료의 분석을 위해서는 우선 간호문제/진단 아래에 관련된 신체적, 정서적 문제를 나타내는 자료, 그리고 병리학적 증상들에 대한 사정 자료를 열거하여야 하며, 비슷한 범주라고 판단되는 자료들을 범주화한다.

앞에서 제시된 대상자의 자료를 토대로 문제를 나열해보면 대상자는 대장암으로 수술을 위해 입원하였다. 대상자의 문제는 통증, 배설 장애, 지식 부족, 체액 및 전해질 불균형, 수면 장애 및 불안이다.

간호개념지도의 자료 분석 및 분류는 실제 문제에 기초해야 한다는 것을 염두에 두어야 한다. 따라서 환자의 비정상 자료만 가지고 범주화해야 한다. 이는 자료를 분류하기 전에 환자의 질병, 약물, 처치, 수술 등에 대한 정보를 검토하는 것이 중요한 이유 중 하나다. 자료를 분류하다보면 문제와 연결되지 않는 것들을 걸러낼 수 있다. 간혹 어느 범주에 속하는지가 불명확한 문제들이 있을 수 있는데, 이런 경우 분류가 불명확한 자료들을 별도로 분류한 후 전체적인 자료를 정리하는 과정에서 다시 한번 확인하는 과정을 거치도록 한다. 문제가 아니라는 것이 판명되기 전에는 범주화되지 않는 자료라고 해서 무시하거나 생략하지 않도록 한다.

(5) 간호개념지도 3단계: 간호진단들의 관계 분석 및 명명

이 단계에서는 의미 있는 연결을 위해 여러 간호진단 간의 관계를 분석한다. 연결은 정확하고, 의미 있고 완전해야 한다. 간호개념지도에서 연결해야 할 개념은 간호 진단이다. 이 때 이들 진단들이 서로 관련이 있다고 생각하는 이유가 무엇인지 분명히 진술할 수 있어야 한다.

① 의학진단과의 연계성

간호개념지도에 사용될 환자 문제에 관한 자료들은 의학진단과의 관련성이 확인되어야 한다. 이 확인 작업은 불필요한 자료들을 걸러내는 효과 뿐 아니라 간호중재를 수행하는 과정에서 환자의 상태 변화를 평가하기 위한 비교자료가 될 수도 있다.

② 간호진단 명명

수집된 자료들을 모두 검토한 후 확인된 건강문제를 간호진단으로 명명한다. 정확한 진단을 내리는 것은 대상자에게 적합한 간호계획을 수립하는데 필수적인데, 그 간호계획에는 간호진단에 맞는 단기적 목표와 장기적 목표, 기대되는 결과, 간호중재가 포함되어 있다. 환자의 구체적인 문제를 정확하게 확인하지 않거나 우선순위를 정하지 않게 되면 개별적인 계획 수립이 불가능해 질 것이다. 일단 이 과정을 거치면 확인된 문제를 해결하기 위한 정보를 찾는 것이 비교적 쉬워진다.

의학진단과 간호진단은 동일한 연계성을 띄어야 하고 의학적 진단을 통해 간호진단이 도출되기도 한다. 하지만 간호진단을 의학진단과 동일하게 생각하는 것은 옳지 않다. 간호사는 두 진단간의 관련성을 확인하고 간호개념지도의 연결선을 통해 관계를 명확히 할 수 있다.

간호진단은 NANDA 체계를 비롯하여 다음과 같은 다양한 기준들을 통해 분류되거나 명명될 수 있다.

㉠ Maslow의 욕구단계

- 생리적 욕구(physiological needs)
- 안전과 보안(safety and security needs)
- 사랑과 소속(love and belonging)
- 자존감(self esteem)
- 자아 실현(self actualization)

㉡ Gordon의 기능적 건강 양상

- 건강 지각–건강 관리 양상(Health perception/health management)
- 영양–대사 양상(Nutritional–metabolic pattern)
- 배설 양상(Elimination pattern)
- 활동–운동 양상(Activity–exercise pattern)
- 수면–휴식 양상(Sleep–rest pattern)
- 인지–지각 양상(Cognitive–perceptual pattern)
- 자기 지각–자기 개념 양상(Self perception self concept patterns)
- 역할–관계 양상(Role relationship pattern)
- 성–생식 양상(Sexuality–reproductive pattern)
- 대처–스트레스 내성 양상(Coping–stress tolerance pattern)
- 가치–신념 양상(Value–belief pattern)

㉢ Doenges와 Moorhouse의 간호진단 분류 틀

- 활동/휴식(Activity/rest)
- 순환(Circulation)
- 자아 통합(Ego Integrity)
- 배설(Elimination)
- 음식/수분(Food/Fluid)
- 위생(Hygiene)
- 신경 감각(Neurosensory)
- 통증/불편감(Pain/Discomfort)
- 호흡(Respiration)
- 안전(Safety)
- 성(Sexuality)
- 사회적 상호작용(Social Interaction)
- 교수/학습(Teaching/Learning)

㉣ NANDA의 간호진단 영역

- 건강증진(Health Promortion)
- 영양(Nutrition)
- 배설/교환(Elimination/exchange)
- 활동/휴식(Activity/rest)
- 지각/인지(Perception/cognition)
- 자기 인식(Self-perception)
- 역할 관계(Role relationships)
- 성(Sexuality)
- 대처/스트레스 내인성(Coping/stress tolerance)
- 삶의 원리(Life principles)
- 안전/보호(Safety/protection)
- 안락(Comfort)
- 성장/발달(Growth/development)

간호개념지도에서 선택한 각 간호진단은 환자의 문제에 대한 정확한 사정에 기초해야 한다.

간호를 수행하기 위해서는 나열된 간호진단과 문제들의 우선순위를 정해야 한다. 임상에서 간호사는 다양한 상황 뿐 아니라 많은 환자들을 한꺼번에 대면하게 되므로 정해진 시간 내에 간호과정 우선순위가 가장 높은 간호부터 수행하여 효율적으로 문제를 해결할 수 있도록 해야 한다. 간호개념지도의 우선순위 설정은 간호과정에서 우선순위를 설정하는 기준(예: Maslow의 기본 욕구)을 동일하게 적용한다.

(6) 간호개념지도 4단계: 간호중재 목표, 결과, 전략적인 간호중재의 규명

4단계에서는 간호중재의 목표, 결과 및 각각의 간호진단에 대한 전략을 개발한다. 목표와 결과의 진술에 이어서 처치 및 투약까지 함께 필요한 간호 전략들을 열거한다. 환자 교육 역시 간호 전략에 포함된다. 이에 대한 예로, 진단이 불안인 경우에 불안의 원인이 되는 지식부족 문제를 해결하기 위한 중재를 수행하거나 느린 심호흡, 유도된 심상 요법 등을 포함할 수 있다.

또한 간호사들만이 제공하는 중재 외에도 협력을 통해 보건의료팀 내 구성원이 시행 가능한 문제는 시행하기 위한 전략을 포함하여 중재 내에 포함할 수 있다. 단계에서 잘 모르는 간호 처치술을 시행해야 하는 경우에 간호 전략에서 기록되는 것이 중요한다. 이는 학생 대신에 간호사에 의해 시행될 수 있기 때문이다. 학생 스스로 수행할 수 없을지라도 간호 전략의 기본 목적을 논의할 준비가 되어야 한다.

(7) 간호개념지도 5단계: 환자 반응의 평가

이 단계는 환자의 신체적, 정신·사회적 반응에 대한 문서화된 평가이다. 간호사는 간호를 수행하는 과정에서 나타난 변화 및 환자 반응을 기록한다. 예를 들어 대장암으로 수술하는 대상자가 장루관리에 대한 정보가 부족하여 지식부족이라는 간호진단을 내렸다면, 우선 간호사는 대상자의 현재 지식수준을 사정할 것이며 대상자가 모르거나 궁금해하는 것이 무엇인가에 대해 기록해야 한다. 또한 대상자가 부족하다고 판단된 정보들에 대한 교육과 함께 지식부족으로 인한 불안 등의 문제가 발생하지 않도록 정서적인 지지 등의 중재를 함께 제공할 수 있다. 필요하다면 장루 관리에 대한 지속적인 정보와 도움을 받을 수 있는 지지체계로의 연계도 중재 내에 포함될 수 있다. 이러한 중재를 수행하는 과정에서 나타난 대상자의 변화를 기록하고, 중재를 통해 기대되는 결과들을 포함한다. 이 부분은 간호진단에 따른 중재에서 기대되는 결과가 어떻게 나타나는가의 경과를 요약하는 것이라 할 수 있다.

4. 개념지도를 적용한 임상적 추론

개념지도는 정보, 주제 또는 관계를 시각적으로 체계화하며, 사고과정의 진실성과 논리성을 고려한다. 개념지도는 복잡한 상황을 서술이 아닌 개념 간의 도식을 통해 쉽게 인과관계를 파악하고 문제해결을 하는데 도움을 주는 특성으로 특히 의료교육에서 학습수준을 높이고 정보에 대한 기억을 활성화하는데 도움을 주었다. 의료교육에서 개념지도를 활용하여 의대생들의 문제해결 능력 향상에 도움을 주었고, 간호를 포함한 여러 연구에서는 주입식 교육보다 지식을 얻고 활용하는데 더 효과적인 학습방법으로 나타났다.

[그림 3-17] 비판적 사고와 하위영역의 개념지도

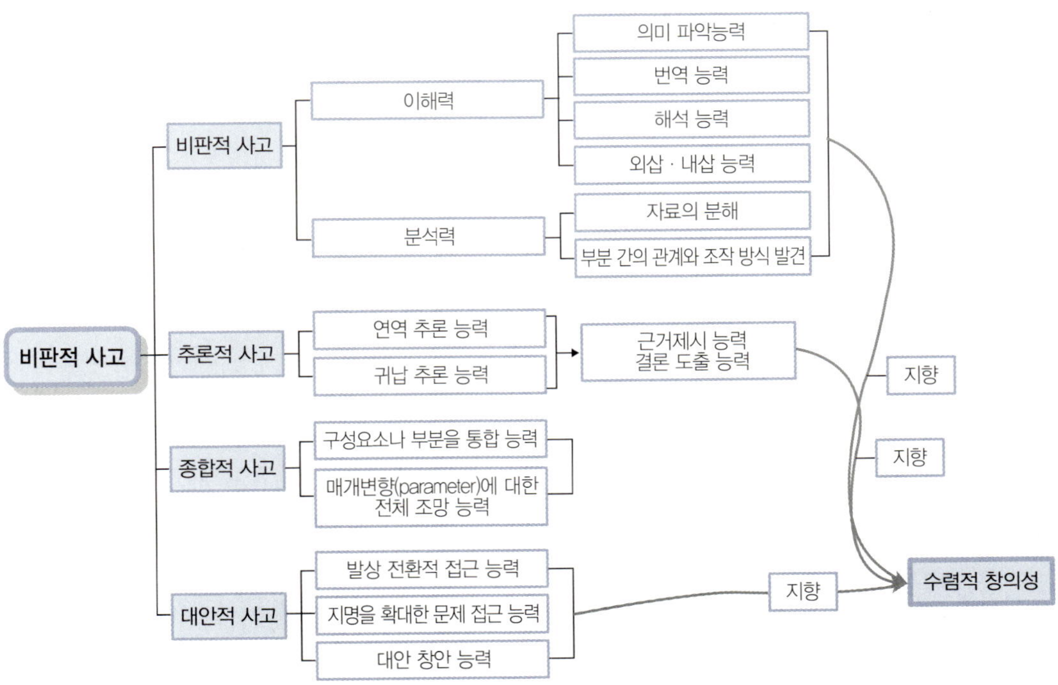

개념지도는 간호 분야에서 비판적 사고와 문제해결 과정을 향상시키고 임상판단과 임상추론 능력을 강화하는 방법으로 사용될 수 있다. 임상실습 경험을 바탕으로 한 개념지도가 간호학생들의 임상판단 능력을 증가시키고, 환자 진단별 개념지도 작성이 간호학생의 의사결정 능력과 임상판단 능력을 향상시킨다.

개념지도의 특성 중 하나는 자기 감시를 가능하게 하고 자기조절학습을 가능하게 하며, 인과관계를 표현할 수 있다는 점이다. 이는 복잡하고 동시 다발적인 업무를 수행해야 하는 간호사들의 업무 특성 상 간호 수행이 다양한 근거와 결과를 바탕으로 이루어지기 때문에 자신의 사고와 행동을 나타내고 평가하기 수월하다는 강점이 있다. 또한 개념지도는 특별한 도구 없이 종이, 칠판, 컴퓨터 등에 자유롭게 작성할 수 있다는 점에서 경제적인 측정과 평가가 가능하다. 이와 같은 장점으로 인해, 개념지도는 간호교육 분야에서도 간호학생의 기존 지식과 새로운 지식간의 상호작용을 연결하고, 스스로가 거울처럼 자신의 생각과 행동을 도식화하여 다시 바라볼 수 있게 하는 좋은 평가 방법으로 활용되어 왔다. 또한 간호 분야에 적용함으로써 간호사가 근무하며 경험하는 사건들을 통해 임상 경험에 대한 비판적 사고과정과 새로운 시각을 향상시켜 임상전문가로 발전할 수 있도록 도와준다. 이는 환자의 결과와 의료 질 향상에 영향을 미칠 수 있기 때문에 간호사의 역량 개발에 있어 중요한 교육방법으로 여겨지고 있다.

임상현장에서의 임상적 추론을 위한 개념지도의 특징을 정리해보면 다음과 같다.

[간호과정의 임상적 추론을 위한 개념지도 적용의 유용성]

- 환자의 치료계획을 조직할 수 있는 시각적 형식을 제공한다.
- 진단, 사정자료, 의학적 치료 및 간호중재와 관련 근거 간의 관계를 제시한다.
- 이론에 대한 이해와 실무에 어떻게 적용되는가를 보여준다.
- 상호 관련성을 확인한다.
- 특정 대상자에게 적절하고 독특한 치료계획을 확인한다.
- 협력적인 문제를 식별한다.
- 관계에 기반한 간호 우선순위를 파악한다.

간호사는 환자의 의식주 뿐만이 아닌 환자가 가지고 있는 전반적인 문제를 간호하기 때문에 단순 지식의 제공만으로는 간호사들의 사고의 연결성을 이해할 수 없고 이는 사고와 행동의 변화를 가져오기 어렵다. 이때 개념지도는 개념 간의 연결을 시각화 할 수 있다는 점에서 간호사 사고의 연결성을 학습자 스스로가 이해하는데 도움을 줄 수 있다. 또한 의료환경 내에서 간호사가 접하는 업무 환경은 복잡다단하고 문제 중심인 경우가 많으므로 이를 표현하기 용이한 개념지도를 적용하여 자신의 경험을 스스로 평가하게 하고 이를 통해 임상문제를 해결하는 새로운 방법을 마련한다면 간호사의 비판적 사고와 문제해결능력, 임상판단, 의사결정을 향상시킬 수 있다. 이를 통해 개념지도가 효과적인 임상적 추론능력의 향상 수단임을 확인할 수 있다.

Box 3-6 간호교육과정에 개념지도를 적용한 사례

[주제]
내시경적 역행성 담 췌관 조영술(Endoscopic Retrograde Cholangio Pancreatography [ERCP]) 대상 환자의 입원일정

[개념지도 작성 방법]
ERCP를 위해 입원한 환자의 입원 시작부터 퇴원까지의 일정을 흐름도로 만들었으며 각각의 단계마다 대상자들이 궁금해 하는 부분에 대한 질문을 형성하도록 하였다. 궁금해 하는 부분이란, ERCP를 위해 입원한 대상자에게 간호를 수행하면서, 어떤 근거를 가지고 수행했는지에 대한 것이나, 좀더 세부적으로 알고 싶은 내용이나, 각각 처치가 다른 경우 그 이유 등을 말하며, 모든 질문이 나온 이후 교육대상자들은 질문들에 대하여 서로 토의하는 과정을 거치고, 합의가 안 되는 부분은 과제로 분배하였고, 다음 교육 시까지 그에 대한 자료를 찾아오도록 하였다.

질문 예)
"ERCP 가기 전에 왜 단백분해 효소제(이하 Foy)를 주는 거지?"
"ERCP 다녀와서 아밀라아제(amylase)와 리파아제(lipase) 피검사는 왜 바로 해야 하는 걸까?" 등

[2차, 3차 토의]
이전 시간에 학습하고 토의한 내용에 대해 리뷰하고, 각자 찾아온 자료에 대해 발표 및 토의하도록 하였다. 그리고 한 번 더 가지치기하여 궁금한 부분에 대해 질문을 형성하는 시간을 가졌으며, 이후 질문들에 대해 다시 한번 토의하고 의문이 남은 부분은 과제로 분배하였으며, 다음 시간까지 그에 대한 자료를 찾아오도록 하였다. 명확한 근거를 찾지 못한 질문에 대해 최신 연구흐름을 찾아오거나, 그 분야 관련 의료진과 상의하여 알아오도록 하였다.
추가적으로 3차 토의 시에는 현재까지 학습한 내용을 최소 1회 이상 임상에 적용해보고, 환자에게 적용 시 어려움은 선배 간호사와 상의하여 그들의 노하우를 알아오도록 하였다.

[4차 토의]
이전 교육시간에 학습한 내용을 리뷰하는 시간을 갖고, 각자 찾아온 자료에 대해 발표 및 토의하는 시간을 갖도록 하였다. 그 후 교육내용을 임상에 적용해 본 경험과, 개념지도 교육방법으로 학습한 과정에 대해 성찰하는 시간을 갖도록 하였다. 그리고 사후 간호역량에 대해 평가하였다. 최종 발표자는 연구참여자 스스로 상의하여 결정하였으며, 교육참여자가 근무하는 병동세미나 시간에 발표하는 시간을 가졌다.

[완성된 ERCP 개념지도]

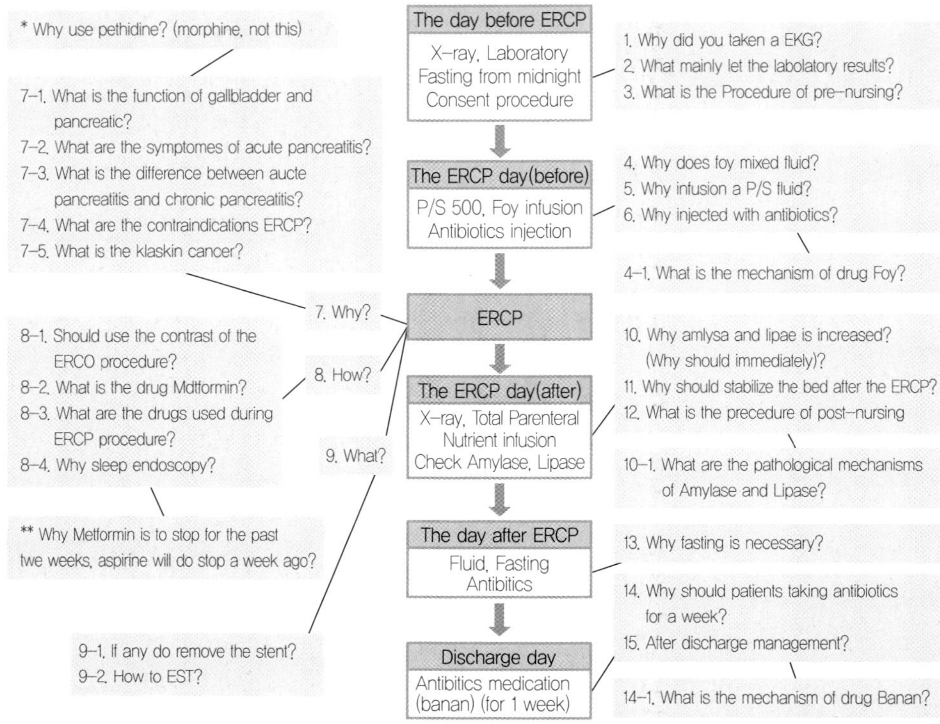

출처 : 장애리, 장금성. (2015). 개념지도 교육방법을 이용한 진전된 초보자의 간호역량강화. 한국직업건강간호학회지. 24(1), 1-10.

제4장

비판적 사고와 임상적 추론 연습

1. PBL 시나리오(하)
2. 간호과정 시나리오(중)
3. NP case 시나리오(상)

Clinical Reasoning **제4장**

비판적 사고와 임상적 추론 연습

1. PBL 시나리오(추론 수준: 하)

I-1. 비판적 사고와 임상적 추론 연습 PBL 시나리오 1			
주제	심혈관계 대상자 간호 1	난이도	하 중 상
영역	영양/조절/배설 활동/휴식 인지/지각 성생식 자아개념/가치, 신념/역할/스트레스 지역사회 간호관리		
대상자	성인 노인 아동 청소년 여성 지역사회 간호행정	환경	병원 가정 지역사회

1. 교육대상 : 간호대학생 2학년

2. 지침

사례를 통해 제시되는 질문에 대하여 사례의 핵심에 초점을 맞춘 반응을 제시하세요.
여러 개의 답안이 도출되면 우선순위나 중요성에 따라 분류해 봅시다.

3. 사례

김영수 님은 60세 남성 노동자로 좌측 종아리 통증을 호소로 내원하였다. 통증은 약 1년 반 전부터 시작되었으며 최근 3개월 동안 상당히 심해졌다. 통증은 운동 시 심해지고 휴식을 하면 호전된다. 1년 전 다리 통증으로 인해 길을 걸어가다가 더 이상 걸을 수 없을 정도가 된 경험이 있다. 오늘 내원하면서 거의 걸을 수 없었다고 한다.

김영수 님은 40년 동안 하루에 두 갑씩 흡연을 해왔으며 관상동맥 질환, 고혈압, 말초 혈관질환의 과거력을 가지고 있다. 수술력은 관상동맥우회술을 2년 전에 받았다고 한다. 김영수 님은 수술 이후로는 심혈관질환 증상을 경험한 적은 없다고 한다. 김영수 님은 자신이 먹고 싶은 대로 먹으며 운동은 일주일에 1-2번 하고 있으며 아직도 담배를 하루에 두 갑씩 피우고 있다고 한다. 다른 수술력으로는 15년 전에 좌측 대퇴골 골절로 개방정복 및 내고정술을 받았다고 한다.

김영수 님과의 문진에서 좌측 엉덩이부터 통증이 있으며 운동하면서 통증이 점점 심해진다고 한다. 쉬면 통증이 바로 사라지는 것은 아니지만 시간이 지나면서 통증이 점점 감소하고 쉬는 자세에 따라 통증의 변화는 없다고 한다.

4. 참고자료(문진 및 신체사정, 검진기록 등)

- **체중** : 100kg
- **키** : 170cm
- **활력징후** : 150/80mmHg – 80bpm – 14rpm – 36.7℃
- **혈액검사** : Cholesterol 250mg/dL, TG 160mg/dL, HDL 24mg/dL, LDL 190mg/dL
- **투여중인 약물**
  - Lisinopril 20mg/day
  - Metoprolol 25mg bid
  - Asprin 325mg/day
  - Simvastatin 20mg/day

비판적 사고 촉진 질문

1. 김영수 님이 호소하고 있는 종아리와 골반 통증의 원인은 각각 무엇인가?

2. 김영수 님이 경험하고 있는 파행(claudication)의 위험요인과 그 이유는 무엇인가?

3. 간헐적인 파행을 경험하고 있는 김영수 님이 보일 수 있는 증상과 징후는 무엇인가?

4. 김영수 님에게서 파행을 나타내는 혈관 부위는 어디로 추정되는가?

5. 김영수 님이 현재 아스피린을 복용하고 있는 목적은 무엇인가?

I-2. 비판적 사고와 임상적 추론 연습 PBL 시나리오 2

주제	심혈관계 대상자 간호 2	난이도	하　　중　　상
영역	영양/조절/배설　활동/휴식　인지/지각　성생식 자아개념/가치, 신념/역할/스트레스　지역사회　간호관리		
대상자	성인　노인　아동　청소년 여성　지역사회　간호행정	환경	병원　가정　지역사회

1. 교육대상 : 간호대학생 2학년

2. 지침

사례를 통해 제시되는 질문에 대하여 사례의 핵심에 초점을 맞춘 반응을 제시하세요.
여러 개의 답안이 도출되면 우선순위나 중요성에 따라 분류해 봅시다.

3. 사례

김영수 님은 60세 노동자로 좌측 종아리 통증을 호소로 내원한다. 통증은 약 1년 반 전부터 시작되었으며 최근 3개월 동안 상당히 심해졌다. 통증은 운동시 심해지고 휴식을 하면 호전된다. 1년 전 다리 통증으로 인해 길을 걸어가다가 더 이상 걸을 수 없을 정도가 된 경험이 있다. 오늘 내원하면서 거의 걸을 수 없었다고 한다. 김영수 님은 40년 동안 하루에 두 갑씩 흡연을 해온 흡연가이며 관상동맥 질환, 고혈압 말초 혈관질환의 과거력을 가지고 있다. 수술력은 관상동맥우회술을 2년 전에 받았다고 한다. 김영수 님은 수술 이후로는 심혈관질환 증상을 경험한 적은 없다고 한다. 김영수 님은 자신이 먹고 싶은 대로 먹으며 운동은 일주일에 1-2번 하고 있으며 아직도 담배를 하루에 두 갑씩 피우고 있다고 한다. 다른 수술력으로는 15년 전에 좌측 대퇴골 골절로 개방정복 및 내고정술을 받았다고 한다.

김영수 님은 건강검진을 위해 내원하였으며 활력징후를 측정하던 중 종아리 통증을 호소하였다. 문진에서 좌측 엉덩이부터 통증이 있으며 운동하면서 통증이 점점 심해진다고 한다. 쉬면 통증이 바로 사라지는 것은 아니지만 시간이 지나면서 통증이 점점 감소하고 쉬는 자세에 따라 통증의 변화는 없다고 한다.

4. 참고자료(문진 및 신체사정, 검진기록 등)

- 체중 : 100kg
- 키 : 170cm
- 활력징후 : 36.7℃ – 80bpm – 14rpm – 150/80mmHg
- 혈액검사 : Cholesterl 250mg/dL, TG 260mg/dL, HDL 24mg/dL, LDL 190mg/dL
- 투여중인 약물
  - Lisinopril 20mg/day
  - Metoprolol 25mg bid
  - Asprin 325mg/day
  - Simvastatin 20mg/day

비판적 사고 촉진 질문

1. 김영수 님의 종아리 통증과 고관절 통증의 가능한 원인은 무엇인가요?

2. 김영수 님은 파행(claudication)의 위험요인을 여러 가지 가지고 있습니다. 김영수 님의 병력에서 두 가지 위험요인을 열거하고 위험요인인 이유를 설명해보세요.

3. 김영수 님의 다리를 사정할 때 간헐적 파행 시 발견할 수 있으리라 예상되는 징후는 무엇이 있나요?

① 차가운 사지
② 얇고, 마른, 인설이 있는 피부
③ 피부의 갈색 변색
④ 감소되거나 소실된 족부 맥박
⑤ 발목 부종
⑥ 두껍고, 잘 부러지는 손톱

4. 김영수 님은 표재성 대퇴동맥 협착증이 의심된다면 통증이 어느 부위에 예상되는지 기술해보세요. 만약 슬와동맥 협착증이라면 어느 부위에 통증이 예상되나요?

5. 현재 투여되는 약물 중 aspirin을 사용하는 목적을 기술해보세요.

6. 김영수 님은 동맥관류폐쇄 여부를 확인하기 위해 발목상완지수(Ankle-Brachial Index; ABI) 검사가 계획되었습니다. 검사를 위해 준비해야 하는 것에는 어떠한 것이 있나요?

7. 김영수 님의 ABI 결과에서 우측 다리 0.48, 좌측 다리 0.64로 보고되었습니다. 수술을 결정하기 전에 2개월 정도 약물 변화와 위험요인 개선으로 증상이 호전되는지 관찰하기로 하였습니다. 새롭게 clogidogrl (Plavix) 75mg/일이 처방되었고 aspirin은 처방이 중지되었습니다.

8. ABI의 결과를 해석해보세요.

9. 위험요인 개선을 위한 중재방안을 열거하고 그 이유를 기술해보세요.

10. 김영수 님에게 물리치료가 추가 처방되었습니다. 김영수 님에게 물리치료는 어떠한 효과가 있을지 설명해보세요.

I-3. 비판적 사고와 임상적 추론 연습 PBL 시나리오 3

주제	호흡기계 대상자 간호 1	난이도	하　중　상
영역	영양/조절/배설　활동/휴식　인지/지각　성생식 자아개념/가치, 신념/역할/스트레스　지역사회　간호관리		
대상자	성인　노인　아동　청소년 여성　지역사회　간호행정	환경	병원　가정　지역사회

1. 교육대상 : 간호대학생 2학년

2. 지침

사례를 통해 제시되는 질문에 대하여 사례의 핵심에 초점을 맞춘 반응을 제시하세요.
여러 개의 답안이 도출되면 우선순위나 중요성에 따라 분류해 봅시다.

3. 사례

이미소 님은 50세 여성으로 중증 폐기종을 앓고 있으며 마트에서 장을 보던 중 갑자기 가슴 오른쪽을 움켜잡으며 호흡곤란을 호소한다. 이미소 님은 "뭔가 터진 것 같다"라고 호소하고 있고 "숨을 쉴 수 없다."고 말한다. 옆에 있던 이미소 님의 딸은 도움을 요청하며 119에 신고를 한다. 의자에 앉아서 안정을 시도하던 중 119 구급대가 도착한다. 이미소 님은 의식이 저하되었고 심각한 호흡곤란 상태이다.

구급대원은 이미소 님에게 기관내 삽관을 실시하고 HS 1L IV를 실시하고 KVO 상태로 인근의 가장 가까운 종합병원 응급실로 이송한다. 응급실 도착 후 의사의 신체검진 시 심음이 감소되어 있으며, 우측 호흡음은 소실된 상태이며 좌측은 미약하게 청진된다. 이미소 님은 stupor, 빈맥, 청색증을 보이고 있다. 응급구조사는 의사에게 환기를 지속하기 어렵다고 말한다. 이미소 님의 흉부 X-선 사진 상 우측에 기흉이 75% 관찰된다.

4. 참고자료(문진 및 신체사정, 검진기록 등)

pH	7.26
$PaCO_2$	92mmHg
PaO_2	33mmHg
HCO_3^-	26mmol/L
SaO_2	55%

비판적 사고 촉진 질문

1. 기흉이 진단일 때 응급구조사가 이미소 님의 환기를 유지하는 것이 어렵다고 말한 이유를 기술하세요.

2. 이미소 님의 동맥혈가스분석(ABGs) 결과를 해석하세요.

3. 이미소 님의 동맥혈가스분석(ABGs) 결과의 원인을 기술하세요.

4. 흉관 삽관이 필요한 지금 이미소 님의 간호사로서 당신의 책임에는 어떠한 것이 있는지 기술하세요.

5. 응급의학과 전문의가 32Fr. 흉관을 삽입하였다. 이미소 님의 흉곽 배액 체계가 제대로 위치하고 작동할 때 나타나는 예상할 수 있는 것은 무엇이 있는지 기술하세요.

I-4. 비판적 사고와 임상적 추론 연습 PBL 시나리오 4

주제	소화기계 대상자 간호 1	난이도	하 중 상
영역	영양/조절/배설 활동/휴식 인지/지각 성생식 자아개념/가치, 신념/역할/스트레스 지역사회 간호관리		
대상자	성인 노인 아동 청소년 여성 지역사회 간호행정	환경	병원 가정 지역사회

1. 교육대상 : 간호대학생 3학년

2. 지침

사례를 통해 제시되는 질문에 대하여 사례의 핵심에 초점을 맞춘 반응을 제시하세요.
여러 개의 답안이 도출되면 우선순위나 중요성에 따라 분류해 봅시다.

3. 사례

당신은 종합병원 소화기내과 병동 간호사로 금일 외래에서 바로 입원한 김순희 님을 담당하게 된다. 김순희 님은 85세 여성으로 간헐적인 복통, 복부 팽만, 오심 구토를 주호소로 내원하였다. 과거력으로 관상동맥 질환, 당뇨병, 호흡기계 질환이 있으며 경한 관절염으로 가끔 진통제를 복용한다고 한다. 설파계 약물과 메페리딘에 알러지가 있다.

김순희 님의 추정 진단은 유착에 따른 소장 폐색이다. 김순희 님은 현재 진단적 검사 중이다. 활력징후는 안정적이며 현재 D5S with KCl 20mEq/L(100cc/hr) IV 중이며, 비강 캐뉼라로 산소 3L/m 공급 중이다.

4. 참고자료(문진 및 신체사정, 검진기록 등)

없음

비판적 사고 촉진 질문

1. 사례를 참고하여 김순희 님이 보일 수 있는 소장 폐색의 증상 및 징후는 어떠한 것이 있는지 기술하세요.

2. 김순희 님을 간호하는 동안 주의깊게 관찰해야 하는 다른 증상과 징후가 있나요?

3. 비위관 삽입 및 흡인 배액이 처방되어 당신은 김순희 님에게 비위관을 삽입하고 간헐적인 흡인을 연결한다. 이때 비위관의 위치를 확인하는 방법에 대하여 기술하세요.

4. 지난 3시간 동안 비위관으로부터 배액이 없는 것이 확인되었습니다. 배액을 촉진하기 위하여 당신이 해야 할 일을 기술하세요.

5. 3일 간 비위관 배액 및 흡인 적용 후에도 김순희 님의 상태는 호전되지 않았고 오심, 경련, 강한 복통이 지속되고 있습니다. 김순희 님의 의식이 점점 기면 상태로 저하되면서 혈액검사를 실시하였습니다. 다음의 결과를 입원 결과와 비교하여 해석하고 검사결과로부터 우려되는 문제와 불균형을 교정하기 위한 중재를 기술하세요.

추가 검사기록

구분	입원 시	현재(입원 3일)
Sodium	136mEq/L	130mEq/L
Potassium	3.7mEq/L	2.5mEq/L
Chloride	108mEq/L	97mEq/L
Carbon dioxide	25mEq/L	31mEq/L
BUN	19mg/dL	38mg/dL
Cr	1mg/dL	2.2mg/dL
Glucose	126mg/dL	65mg/dL
Albumin	3.0g/dL	3.1g/dL
Protein	6.8g/dL	4.9g/dL

I-5. 비판적 사고와 임상적 추론 연습 PBL 시나리오 5

주제	소화기계 대상자 간호 2	난이도	하　중　상
영역	영양/조절/배설　활동/휴식　인지/지각　성생식 자아개념/가치, 신념/역할/스트레스　지역사회　간호관리		
대상자	성인　노인　아동　청소년 여성　지역사회　간호행정	환경	병원　가정　지역사회

1. 교육대상 : 간호대학생 3학년

2. 지침

사례를 통해 제시되는 질문에 대하여 사례의 핵심에 초점을 맞춘 반응을 제시하세요.
여러 개의 답안이 도출되면 우선순위나 중요성에 따라 분류해 봅시다.

3. 사례

24세 김형식 님이 당신이 근무하는 병원 외래로 내원한다. 지난 3일간 아팠다고 말하며 두통, 관절통, 미열, 기침, 식욕부진, 오심과 구토를 호소하고 있으며 특히 기름진 음식을 먹은 후 증상이 심하다고 한다. 김형식 님은 복통도 호소하고 있는데 다른 증상과 함께 시작되었다고 한다. 과거력으로 특이 문제는 없었으며 비흡연가이며 매일 저녁 맥주를 마시는 음주습관을 가지고 있다.

활력징후는 126/82mmHg-89bpm-24rpm-38.2℃이며, 명료하고 지남력도 양호하다. 사지 감각 및 운동은 양호하고 경미한 공막 황달이 있다. 정상 심음에 장음도 4분면 청진되고 복부는 부드럽고 촉진 시 덩어리도 없다. 쇄골 중앙선에서 중등도의 간비대가 촉진되었고 간의 가장자리가 쉽게 촉진되며 촉진 시 압통을 호소하고 있다. 김형식 님은 소변이 지난 2일 동안 색이 진해졌다고 하였다.

김형식 님은 간염의 주요 증상이 나타나고 있다.

4. 참고자료(문진 및 신체사정, 검진기록 등)

Sodium	140 mEq/L
Potassium	3.9 mEq/L
Chloride	102 mEq/L
CO_2	26 mEq/L
BUN	10 mg/dL

Creatinine	1.0 mg/dL
Platelets	210,000/㎣
Total bilirubin	1.6 mg/dL
Indirect bilirubin	2.3 mg/dL
Albumin	3.8 mg/dL
Total protein	6.5 mg/dL
ALT(Alanine aminotranferase)	66 units/L
AST(Aspartate aminotransferase)	52 units/L
LDH(Lactic dehydrogenase)	245 units/L
ALP(Alkaline phosphatase)	176 units/L
PT/aPTT	12/32 sec
INR	1.06
Urine urobilinogen	1.6 international units/L
Anti-HAV IgM	Negative
HBsAg	Positive

비판적 사고 촉진 질문

1. 간염의 유형을 알려주는 주요 진단검사에는 어떠한 것이 있나요?

2. 위에 열거된 김형식 님의 진단검사 결과 중 특별히 간질환을 나타내는 것은 무엇인가요?

3. B형 간염에서 HBsAg(hepatitis B surface antigen)과 HBsAb(hepatitis B surface antibody)의 차이는 무엇인가요?

4. ALT를 증가시킬 수 있는 약물을 세 가지 예를 들어보세요.

5. 간염의 기본 병리상태를 고려했을 때 김형식 님에게 적용되어야 하는 치료식이 유형은 어떠한 것인가요?

6. 김형식 님의 경우 HBsAg이 positive로 나왔습니다. 진단검사 결과는 B형 간염에 감염되었음을 나타내며 현재 활동기 상태로 판단됩니다. 그렇다면 B형 간염이 전염성이 있는지 여부를 판단하고 감염관리를 위해 어떤 주의지침을 적용해야 할지 기술해보세요.

7. 황달이 있는 간염 환자의 경우 소양증(pruritus)이 흔히 동반되는데 소양증을 완화하기 위한 중재에는 어떠한 것들이 있을까요?

8. 당신은 김형식 님에게 현재 질환의 가능한 예후에 대하여 설명하려 합니다. 어떻게 설명할지 기술해 보세요.

9. 김형식 님은 부모님과 4명의 동생들과 함께 살고 있습니다. 막내 동생은 이제 5살입니다. 김형식 님이 간염을 가족들에게 전파하지 않도록 하기 위하여 어떤 지침을 지켜야 하는지 문의하였습니다. 김형식 님이 지켜야 할 지침을 이해가능한 수준으로 기술해보세요.

I-6. 비판적 사고와 임상적 추론 연습 PBL 시나리오 6

주제	소화기계 대상자 간호 2	난이도	하 중 상
영역	영양/조절/배설 활동/휴식 인지/지각 성생식 자아개념/가치, 신념/역할/스트레스 지역사회 간호관리		
대상자	성인 노인 아동 청소년 여성 지역사회 간호행정	환경	병원 가정 지역사회

1. 교육대상 : 간호대학생 3학년

2. 지침

사례를 통해 제시되는 질문에 대하여 사례의 핵심에 초점을 맞춘 반응을 제시하세요.
여러 개의 답안이 도출되면 우선순위나 중요성에 따라 분류해 봅시다.

3. 사례

당신은 외과 병동 간호사이다. 응급실에서 소장폐색이 의심되는 오명수 님이 바로 병동으로 입원한다는 연락이 왔다. 오명수 님은 78세 여성으로 갑작스런 심한 복부 경련, 복부 팽만, 오심과 구토를 주소로 입원하였다. 오명수 님은 지난 12시간 동안 배변이나 가스 배출을 하지 못했다고 한다.

과거력으로 심부전, 고혈압, 결장암, 궤양성 대장염이 있고 16년 전에 전 결장절제술을 받았고 12년 전에 장피누공이 있었다. 오명수 님은 진단검사 의뢰 후 병동으로 입원하였고 당신은 정맥주사를 실시하고 비위관을 삽입하였다. 활력징후는 139/75mmHg-84bpm-25rpm-38.5℃이다.

4. 참고자료(문진 및 신체사정, 검진기록 등)

없음

➜ 비판적 사고 촉진 질문

1. 오명수 님은 전 결장 전절제술을 받았습니다. 오명수 님은 결장루 또는 회장루를 보유하고 있지 기술해보세요.

2. 오명수 님의 회장루가 정상기능을 하고 있다면 어떠한 양상일지 기술해보세요.

3. 오명수 님에게 진통제가 처방되어 당신은 진통제를 투여하고 입원환자 사정을 실시하였습니다. 오명수 님의 복부는 팽만되어 있고 단단하게 촉지됩니다. 여러 개의 반흔이 관찰되며 우하복부(RLQ)에 회장루가 관찰됩니다. 회장루의 흔한 합병증에는 어떠한 것이 있는지 기술해보세요.

4. 오명수 님의 장루(stoma)의 상태를 확인할 때 건강한 장루의 기능은 어떤 상태이고, 의사에게 즉각 알려야 하는 장루의 변화 양상은 무엇인지 기술해보세요.

5. 오명수 님의 복통과 경련 호소가 지속되면서 점점 더 불안정해집니다. 장루 쪽 복부가 다른 쪽 복부에 비하여 더 커진 것 같습니다. 장루 주위 탈장의 징후에는 어떠한 것이 있는지 기술해보세요.

6. 장루 주위 탈장이 문제가 되는 이유는 무엇인가요?

7. 당신이 입원 사정을 마치고 오명수 님의 장루에 연결된 대변주머니에서 대변이 새고 있는 것을 발견합니다. 당신은 장루 대변주머니를 교체하기 위해 물품을 준비하고 오명수 님에게 다가갑니다. 장루 대변주머니를 교체하기 위한 단계를 기술해보세요.

I-7. 비판적 사고와 임상적 추론 연습 PBL 시나리오 7

주제	신경계 대상자 간호 1	난이도	하 중 상
영역	영양/조절/배설 활동/휴식 인지/지각 성생식 자아개념/가치, 신념/역할/스트레스 지역사회 간호관리		
대상자	성인 노인 아동 청소년 여성 지역사회 간호행정	환경	병원 가정 지역사회

1. 교육대상 : 간호대학생 3학년

2. 지침

사례를 통해 제시되는 질문에 대하여 사례의 핵심에 초점을 맞춘 반응을 제시하세요.
여러 개의 답안이 도출되면 우선순위나 중요성에 따라 분류해 봅시다.

3. 사례

조수연 님은 62세 여성으로 진행성 기억상실을 5년째 앓고 있다. 조수연 님은 이제 자가간호가 불가한 상태이며 점점 더 우울해하고 편집증적인 모습을 보이고 있습니다. 최근에는 부엌에서 음식을 만들기 위해 냄비를 올려놓고 잊어버려 부엌에 불이 났다.

광범위한 신경계 진단적 검사 후 조수연 님에게 알츠하이머병이 진단되었다. 신경과 병동 입원 후 조수연 님의 가족이 당신에게 알츠하이머병에 대하여 질문하고 있다. 당신은 조수연 님의 가족을 안심시키면서 알츠하이머병에 대한 질문과 조수연 님의 현 상태에 대한 걱정에 대하여 중재를 해야 한다.

4. 참고자료(문진 및 신체사정, 검진기록 등)

없음

비판적 사고 촉진 질문

1. 조수연 님의 가족에게 알츠하이머병에 대하여 설명해보세요.

2. 조수연 님의 아들이 집안에 알츠하이머병을 앓고 있는 사람이 없고, 어떻게 조수연 님이 알츠하이머 병에 걸렸는지 질문하였습니다. 적절한 답변을 기술해보세요.

3. 조수연 님의 행동에 대한 사정 후 조수연 님이 알츠하이머병 2기에 있는 것을 확인하였습니다. 알츠 하이머병 2기의 증상과 징후에 대하여 기술해보세요.

4. 조수연 님의 딸이 알츠하이머병이 진단되기까지 시행된 진단적 검사들이 너무 많다며 힘들어 하고 있습니다. 알츠하이머병을 진단하기 위하여 시행되는 검사들에는 어떠한 것들이 있고 알츠하이머병은 어떻게 진단되는지 설명해보세요.

5. 조수연 님의 남편은 "아내는 하루 종일 밤새도록 돌아다니고 있습니다. 이제는 40년을 넘게 산 집에서 화장실도 못찾고 있어요. 아내는 혼자 둘 수가 없습니다. 얼마 전에는 온 집을 다 태울 뻔 했어요. 우리 셋 다 이제 지쳤어요. 우리 모두가 아내에게만 매달려 있을 수는 없는 형편입니다."라고 호소합니다. 당신은 조수연 님을 치료할 방법은 없지만 알츠하이머병 병동에서는 조수연 님을 안전하고 잘 구조화된 환경에서 간호할 수 있다고 설명합니다. 조수연 님의 안전을 위한 중재로는 어떠한 것이 있는지 기술해보세요.

6. 알츠하이머병과 관련된 간호문제로는 만성 혼돈, 자가간호 결핍, 수면양상 변화, 구두 의사소통 장애, 동요 등의 증상이 있습니다. 언급된 간호문제에 대한 중재들을 기술해보세요.

I-8. 비판적 사고와 임상적 추론 연습 PBL 시나리오 8

<table>
<tr><td>주제</td><td>내분비계 대상자 간호 1</td><td>난이도</td><td>하　　중　　상</td></tr>
<tr><td>영역</td><td colspan="3">영양/조절/배설　활동/휴식　인지/지각　성생식
자아개념/가치, 신념/역할/스트레스　지역사회　간호관리</td></tr>
<tr><td>대상자</td><td>성인　노인　아동　청소년
여성　지역사회　간호행정</td><td>환경</td><td>병원　가정　지역사회</td></tr>
</table>

1. 교육대상 : 간호대학생 3학년

2. 지침

사례를 통해 제시되는 질문에 대하여 사례의 핵심에 초점을 맞춘 반응을 제시하세요.
여러 개의 답안이 도출되면 우선순위나 중요성에 따라 분류해 봅시다.

3. 사례

당신은 종합병원 외래 간호사로 고안나 님은 34세 여성으로 만성 피로, 갈증, 공복감, 빈뇨를 주소로 내원하였다. 고안나 님은 배뇨 시 통증, 작열감, 요통은 호소하지 않고 있다. 고안나 님은 수차례 칸디다성 질염을 경험하였고, 약국에서 약을 사서 자가 치료를 해왔다고 합니다. 고안나 님은 회사원으로 일하고 있으며 업무 시 보고서를 읽는데 집중할 수 없어 요즘 실수가 잦다고 합니다. "집에 오면 저녁을 차리고 아이들을 씻기고 재우느라 너무 지칩니다"라고 호소하였고, 발을 다쳤는데 "발을 핀으로 찌르는 것 같이 아파요"라고 말한다.

고안나 님은 임신성 당뇨병 기왕력이 있으며 분만 후 정상적인 식습관으로 돌아갔다고 한다. 고안나 님의 차트에서 6년 전 첫 아이 분만 후 체중증가가 많았고 현재 키 158cm, 몸무게 74Kg이다. 혈압은 150/92mmHg이며, 혈당은 291mg/dL이다. 고안나 님은 제2형 당뇨병이 의심된다.

4. 참고자료(문진 및 신체사정, 검진기록 등)

Fasting glucose	184 mg/dL
HbA1C	8.8 %
Total cholesterol	256 mg/dL
Triglyceride	346 mg/dL
LDL	155 mg/dL
HDL	32 mg/dL
UA	+glucose, −ketones

비판적 사고 촉진 질문

1. 고안나 님의 진단검사 결과를 해석하세요.

2. 당뇨병을 진단하는 방법을 세 가지 기술하세요.

3. 인슐린의 기능을 설명하세요.

4. 제1형 당뇨병과 제2형 당뇨병의 주요 병태생리학적 차이를 설명하세요.

5. 제2형 당뇨병의 위험 요인에는 어떠한 것들이 있는지 살펴보고 고안나 님에게 해당되는 요인들을 선택해보세요.

6. 주치의가 고안나 님에게 metformin(Glucophage) 500mg과 glipizide(Glucotrol) 5mg 1회/일(경구, 아침 식후), atrovastatin(Lipitor) 20mg 1회/일(경구, 취침시)이 처방하였다. 고안나 님은 체중 및 혈당, 콜레스테롤, 중성지방 감소를 위해 일일 1200Kcal 식이가 처방되었습니다. 당신은 내분비내과 간호사로서 약물요법과 운동에 대하여 교육해야 합니다. metformin과 glipizide의 약물기전에 대하여 기술해보세요.

7. 저혈당 치료에 대하여 고안나 님에게 어떻게 교육할지 설명해보세요.

I-9. 비판적 사고와 임상적 추론 연습 PBL 시나리오 9

주제	면역계 대상자 간호 1	난이도	하 중 상
영역	영양/조절/배설 활동/휴식 인지/지각 성생식 자아개념/가치, 신념/역할/스트레스 지역사회 간호관리		
대상자	성인 노인 아동 청소년 여성 지역사회 간호행정	환경	병원 가정 지역사회

1. 교육대상 : 간호대학생 4학년

2. 지침

사례를 통해 제시되는 질문에 대하여 사례의 핵심에 초점을 맞춘 반응을 제시하세요.
여러 개의 답안이 도출되면 우선순위나 중요성에 따라 분류해 봅시다.

3. 사례

정미나 님은 28세 여성으로 세 명의 자녀를 두고 있다. 7개월 전 정미나 님은 간헐적인 피로, 관절통, 미열, 체중감소를 호소하며 당신이 근무하는 병원 외래를 방문하였다. 진료 당시 백반증, 코와 뺨, 등, 가슴의 발진 등이 보고되었다. 진단검사 결과 정미나 님은 ANA(antinuclear antibody) 양성, dsDNA(positive lupus erythematosus) 양성, anti-Sm(anti-smooth muscle antibody) 양성, CRP(C-reactive protein) 상승, ESR(erythrocyte sedimentation rate) 상승, C3 & C4 감소가 확인되었습니다. 관절 X-ray 촬영 결과 관절 미란은 없지만 관절 부종이 확인되면서 SLE(systemic lupus erythematosus)가 진단되었다. 담당의사가 Hydroxychloroquine(plaquenil) 400mg, Deltasone(Prednisone) 20mg이 경구, 1회/일, 침상안정, 아이스팩을 처방하였다.

초기에 정미나 님은 처방에 잘 반응하여 스테로이드를 점진적으로 중단하였다. 증상이 악화되지 않으면 6개월마다 추후 진료가 예정되어 있었으나 정미나 님은 대규모 노인복지시설에서 일을 하면서 악화되었다고 하며 병원을 방문하였다.

4. 참고자료(문진 및 신체사정, 검진기록 등)

없음

비판적 사고 촉진 질문

1. 정미나 님의 진단검사 각각의 결과를 해석해보고 SLE를 어떻게 진단하는지 설명해보세요.

2. 정미나 님이 진단을 받을 당시에 간호문제를 우선순위에 따라 열거해보세요.

3. 진단 받은 후 2년이 지난 후 정미나 님이 손과 발의 부종과 심한 피로감을 호소하며 내원합니다. 정미나 님은 현재 동료 근무자가 부족해지면서 초과근무를 하고 있다고 호소합니다. 다음 진단검사 결과에서 우려되는 검사결과를 고르고 그 이유를 기술하세요.

추가 검사기록

Sodium	129 mmol/L
Potassium	4.2 mmol/L
Chloride	119 mmol/L
Total CO_2	21 mmol/L
BUN	34 mg/dL
Creatinine	2.6 mg/dL
Glucose	124 mg/dL
UA	2+ protein, 1+ RBCs

4. 진료 및 진단검사 결과에 따라 정미나 님의 간호계획에는 어떠한 변화가 있어야 할지 기술해 보세요.

5. 의사가 cyclophosphamide(Cytoxan) 100mg/m^2/day, 2회 분할 경구 투여 처방을 했습니다. 정미나 님이 키 160cm, 몸무게 60kg 일 때 정미나 님이 1회에 복용해야 하는 약물 용량을 계산해보세요.

Ⅰ-10. 비판적 사고와 임상적 추론 연습 PBL 시나리오 10

주제	종양간호 대상자 간호 1	난이도	하 중 상
영역	영양/조절/배설 활동/휴식 인지/지각 성생식 자아개념/가치, 신념/역할/스트레스 지역사회 간호관리		
대상자	성인 노인 아동 청소년 여성 지역사회 간호행정	환경	병원 가정 지역사회

1. 교육대상 : 간호대학생 4학년

2. 지침

사례를 통해 제시되는 질문에 대하여 사례의 핵심에 초점을 맞춘 반응을 제시하세요.
여러 개의 답안이 도출되면 우선순위나 중요성에 따라 분류해 봅시다.

3. 사례

장명수 님은 69세 남성으로 1999년 탈장 수술, 2007년 양성 전립선 비대증 및 전립선 수술 과거력이 있다. 술은 마시지 않으나 45년간 흡연을 해왔으며 최근 3년간 매일 2갑/일 씩 흡연을 해왔다고 한다. 장명수 님은 최근 심한 기침과 객담을 호소하며 당신이 근무하는 병원 호흡기내과 외래를 방문하였다. 1주일 간의 항생제 치료에도 불구하고 장명수 님의 상태는 호전이 되지 않았고 호흡곤란, 기침 및 객담, 야간 발한 등 증상이 더 심해졌다. X-ray 검사 후 "우측 폐문 부위 mass, 폐암 추정" 판독결과가 나와 확진을 위하여 진단적 검사로 기관지경 및 생검이 계획된다.

4. 참고자료(문진 및 신체사정, 검진기록 등)

없음

비판적 사고 촉진 질문

1. 당신은 장명수 님에게 기관지경에 대하여 검사교육을 실시할 예정입니다. 검사교육 내용에 대하여 기술해보세요.

2. 장명수 님이 기관지경 검사를 받고 있습니다. 기관지경 검사 중과 후 간호에는 어떠한 것이 있는지 설명해보세요.

3. 기관지경 검사 실시 후 장명수 님이 소세포폐암의 일종인 저분화(poorly differentiated) 귀리세포암(oat cell lung cancer)을 진단받습니다. 귀리세포암은 급속히 성장하고 예후가 좋지 않은 암종입니다. 전이 확인 결과 다수의 임파절에 전이가 확인되어 수술보다는 복합 항암화학요법이 치료방법으로 선택됩니다. 장명수 님에게 복합 항암화학요법에 대하여 설명해보세요.

4. 장명수 님의 배우자가 항암화학요법의 부작용에 대해서 많이 염려하고 있습니다. 장명수 님과 가족에게 항암화학요법의 부작용에 대해서 설명해보세요.

5. 장명수 님은 항암화학요법 시행에 동의하였고 매달 첫 3일 간 매일 cisplatin(Platinol) 60mg in NS 100mL IV(2시간 점적), etoposide(VePesid) 200mg in NS 250mL IV(2시간 점적)가 처방되었습니다. 각 약물의 ANC 최저점(nadir)은 무엇이고 최저점이 가지는 의미는 무엇인지 기술하세요.

2. 간호과정 시나리오(추론 수준: 중)

II-1. 비판적 사고와 임상적 추론 연습 간호과정 시나리오 1			
주제	성인간호 대상자 간호 1	난이도	하 중 상
영역	영양/조절/배설 활동/휴식 인지/지각 성생식 자아개념/가치, 신념/역할/스트레스 지역사회 간호관리		
대상자	성인 노인 아동 청소년 여성 지역사회 간호행정	환경	병원 가정 지역사회

1. 교육대상 : 간호대학생 4학년

2. 지침

사례를 통해 제시되는 시나리오와 추가자료를 잘 읽고 간호과정 계획을 세워봅시다.

3. 사례

이만희 님은 COPD로 local f/u 중으로 금일 새벽 5시 자던 중 갑자기 dyspnea 발생되어 증상 견디다 아침에 local 방문하여 진료 후 일시적인 호전 보였으나 오후 3시 다시 증세 심해져 응급실 통하여 내원함

4. 참고자료(문진 및 신체사정, 검진기록 등)

[대상자 기본정보]

- **성명** : 이만희 • **연령** : 67세 • **성별** : M
- **결혼상태** : 기혼 • **직업** : 없음 • **학력** : 중졸
- **입원일** : 17년 04일 16일
- **진단명** : COPD
- **과거력** : 당뇨병(10년 전) • **알러지** : 없음
- **담배** : 1-4개비/일 • **음주** : 안함

• **수면상태** : 양호　　　　　　• **수면시간** : 7–8시간
• **주증상** : mild cough, sputum(large amount)

[신체사정]
General weakness 외 특이사항 없음

[진단적 검사결과]

Chest CT

COPD, R/O Pulmonary thromboembolism
Centrilobular emphysema with paraseptal bullae in both lungs.
Chronic bronchial pathology in both lungs with minimal bronchiectasis in right middle lobe, lingular segment of left upper lobe and both lower lobes

Pulmonary Function Test

FVC(%)	71%
FEV1(%)	48%
FEV1/FVC(%)	47%

There is a severe obstructive lung by defect.
The airway obstruction is confirmed by the decrease in flow rate at peak flow and flow at 50% and 75% of the flow volume curve.

[진단 검사결과]

pH	7.477	7.35~7.45
PCO_2	41.7mmHg	35~45 mmHg
PO_2	85.5mmHg	75~100 mmHg
HCO_3^-	30.1mEq/ℓ	23~29 mEq/ℓ
BE–B	6.0mEq/ℓ	−2~+2 mEq/ℓ
BE–ECF	6.6mEq/ℓ	

[의사 처방]
1. check the v/s q 4hr
2. BR (Bed Rest)
3. O_2 inhalation with nasal prong(2L/hr)

[Medications]
1. Methylon 4mg

2. Banan 100mg
3. Theolan-B Retard Cap 100mg
4. N/S 1000mL IV q 24hr
5. Cefirad 1.0g IV q 12hr
6. Mucopect 2mL
7. Aminophylline 250mg/10mL
8. Atrovent 1cc + ventolin 1cc + NS 1cc q 8hr Nebulizer
9. Pulmicort 1g + NS 2cc nebulizer q 12hr

비판적 사고 촉진 질문

1. 주어진 사례와 추가정보를 통해 유의한 간호문제를 도출해 봅시다.

2. 도출된 간호문제와 연결하여 우선순위에 따라 간호진단을 도출해 봅시다.

3. 간호진단 별로 간호계획을 도출해 봅시다.

II-2. 비판적 사고와 임상적 추론 연습 간호과정 시나리오 2			
주제	성인간호 대상자 간호 2	난이도	하 중 상
영역	영양/조절/배설 활동/휴식 인지/지각 성생식 자아개념/가치, 신념/역할/스트레스 지역사회 간호관리		
대상자	성인 노인 아동 청소년 여성 지역사회 간호행정	환경	병원 가정 지역사회

1. 교육대상 : 간호대학생 4학년

2. 지침

사례를 통해 제시되는 시나리오와 추가자료를 잘 읽고 간호과정 계획을 세워봅시다.

3. 사례

김순수 님은 3일 전 길을 걷다가 숨이 찬 증상 있었으나 안정을 취하면서 괜찮아짐. 금일 새벽 05시 경 갑자기 가슴이 답답하고 찌르는 듯한 복통 발생되어 응급실 경유 내원함

4. 참고자료(문진 및 신체사정, 검진기록 등)

[대상자 기본정보]

- **성명** : 김순수 • **연령** : 61세 • **성별** : F
- **결혼상태** : 기혼 • **직업** : 없음 • **학력** : 중졸
- **입원일** : 17년 02일 08일
- **진단명** : Congestive heart failure
- **과거력** : 관절염(25년 전), Angina(14년 전), 우울증(8년 전) • **알러지** : 없음
- **수술력** : 충수돌기절제술(25년 전), 담석제거술(20년 전), 자궁근종제거술(8년 전)
- **담배** : 1-4개비/일 • **음주** : 안함 • **운동** : 거의 안함
- **수면상태** : 양호 • **수면시간** : 7-8시간
- **주증상** : 가슴답답함, 복부 불편감, general weakness, 식욕부진

[신체사정]

General weakness 외 특이사항 없음

- **키** : 158cm • **몸무게** : 75kg

[진단 검사결과]

WBC	8,530 /㎣	4,800-10,000
RBC	2,420,000 /㎣	4,200,000-5,400,000
Hb	8.0 g/dL	12.0-18.0
Hct	23.3 %	37.0-52.0
Neutrophil	77.8 %	40.0-74.0
Monocyte	1.75 %	0-1.0
Albumin	3.7 g/dL	3.8-5.1
T. protein	6.4 g/dL	5.8-8.1
ALP	208 IU/L	30-120
AST	45 IU/L	7-38
ALT	15 IU/L	4-43
Glucose	64 mg/dL	70-110
Uric acid	6.9 mg/dL	3.0-5.5
BUN	28.0 mg/dL	8.0-20.0
Cr	1.99 mg/dL	0.6-1.2
Phosphorus	7.1 mg/dL	2.5-5.5
Na	130 mEq/L	138-146
K	5.1 mEq/L	3.5-5.5
Cl	97 mEq/L	98-110
CRP	4.6	0-1.0

[Medications]

1. 5% DS 1L q 24 hr
2. digoxin 0.25mg 1T tid
3. warfarin sodium 2mg 1/2T qd
4. dilatren 12.5mg 1T qd
5. aldactone 25mg 1T bkd
6. ciprofloxacin 200mg IV q 12hr

비판적 사고 촉진 질문

1. 주어진 사례와 추가정보를 통해 유의한 간호문제를 도출해 봅시다.

2. 도출된 간호문제와 연결하여 우선순위에 따라 간호진단을 도출해 봅시다.

3. 간호진단 별로 간호계획을 도출해 봅시다.

Ⅱ-3. 비판적 사고와 임상적 추론 연습 간호과정 시나리오 3			
주제	성인간호 대상자 간호 3	난이도	하 중 상
영역	영양/조절/배설 활동/휴식 인지/지각 성생식 자아개념/가치, 신념/역할/스트레스 지역사회 간호관리		
대상자	성인 노인 아동 청소년 여성 지역사회 간호행정	환경	병원 가정 지역사회

1. 교육대상 : 간호대학생 4학년

2. 지침

사례를 통해 제시되는 시나리오와 추가자료를 잘 읽고 간호과정 계획을 세워봅시다.

3. 사례

최여신 님은 1년 전 위 내시경 및 조직검사를 통해 adenocarcinoma(R/O EGC)을 진단받음.

의사가 수술을 권유 했으나 환자가 거부하여 외래에서 이후 futulon 경구복용하며 추후관리해 옴. 최근 수술 고려하여 외래 경유 입원하였으며 검사 결과 R/O EGC(TypeⅢ[2], lower body post. wall) 소견 의심되어 total gastrectomy 및 esophagojejunostomy하고 수술 후 경과치료 중임

4. 참고자료(문진 및 신체사정, 검진기록 등)

[대상자 기본정보]

- **성명** : 최여신 • **연령** : 68세 • **성별** : F
- **결혼상태** : 기혼 • **직업** : 없음 • **학력** : 초졸
- **입원일** : 17년 02일 21일
- **진단명** : R/O EGC(Type Ⅲ, lower body post. wall)
- **과거력** : 없음 • **알러지** : 없음
- **수술력** : total gastrectomy
- **담배** : 1-4개비/일 • **음주** : 안함 • **운동** : 거의 안함
- **수면상태** : 통증으로 수시로 깸 • **수면시간** : 4-5시간
- **주증상** : 가슴답답함, 복부 불편감, general weakness, 식욕부진

[신체사정]

- **키** : 150cm • **몸무게** : 50kg

• **수술부위 통증** : NRS 7-8점/10점

[진단 검사결과]

WBC	9,270 /㎣	4,800-10,000
RBC	2,770,000 /㎣	4,200,000-5,400,000
Hb	8.3 g/dL	12.0-18.0
Hct	23.2 %	37.0-52.0
Neutrophil	71.0 %	40.0-74.0
Platelet	710,000 /㎣	130,000-400,000
PT/aPTT	13.4/29.9 sec	10.8-13.1/26.6-42.0
T. protein	5.51 g/dL	6.0-8.2
Albumin	3.2 g/dL	3.2-5.4
AST	45 IU/L	7-38
ALT	15 IU/L	4-43
Glucose	104 mg/dL	70-110
Cr	0.6 mg/dL	0.6-1.2
Cholesterol	171 mg/dL	120-230
T. bilirubin	0.9 mg/dL	0-1.6
Na	140 mEq/L	138-146
K	4.1 mEq/L	3.5-5.5
Cl	111 mEq/L	98-110

[Medications]

1. Pacentin 1g IV
2. Isepacin 2mg IM
3. Vitamin K 10mg IV
4. Newpenac 90mg IV
5. Pethidine 50mg IV
6. 5% DS 1L IV

➡ 비판적 사고 촉진 질문

1. 주어진 사례와 추가정보를 통해 유의한 간호문제를 도출해 봅시다.

2. 도출된 간호문제와 연결하여 우선순위에 따라 간호진단을 도출해 봅시다.

3. 간호진단 별로 간호계획을 도출해 봅시다.

II-4. 비판적 사고와 임상적 추론 연습 간호과정 시나리오 4			
주제	성인간호 대상자 간호 4	난이도	하 중 상
영역	영양/조절/배설 활동/휴식 인지/지각 성생식 자아개념/가치, 신념/역할/스트레스 지역사회 간호관리		
대상자	성인 노인 아동 청소년 여성 지역사회 간호행정	환경	병원 가정 지역사회

1. 교육대상 : 간호대학생 4학년

2. 지침

사례를 통해 제시되는 시나리오와 추가자료를 잘 읽고 간호과정 계획을 세워봅시다.

3. 사례

박기주 님은 1주일 전부터 기운이 없고, 식사를 잘 못하였으나 경구용 혈당강하제를 과잉복용하였으며 내원일 오후 1시경 절에 다녀온 후부터 mental change 발생하여 응급실 방문하여 치료 후 귀가하였으나, 저녁식사 후에 다시 증상 발생하여 응급실 다시 방문하여 입원함. 입원 후 50% DW 50cc IV 시행하였으며 병실 내 보호자 상주한 상태로 안전사고 유의하며 혈당 변화 유의 관찰 중임

4. 참고자료(문진 및 신체사정, 검진기록 등)

[대상자 기본정보]

- **성명** : 박기주 • **연령** : 80세 • **성별** : F
- **결혼상태** : 기혼, 사별 • **직업** : 없음 • **학력** : 초졸
- **입원일** : 17년 05일 21일
- **진단명** : 당뇨병
- **과거력** : 관절염(10년 전), 고혈압(2년 전) • **알러지** : 없음
- **수술력** : 무
- **흡연** : 안함 • **음주** : 안함 • **운동** : 관절염으로 운동 안함
- **수면상태** : 양호 • **수면시간** : 6-7시간
- **주증상** : 의식 변화

[주관적 자료]

"의사가 당뇨약을 이틀에 1알 먹으라고 했는데 몸이 피곤해서 매일 1알 씩 먹었어. 약이 작아서 약한 약인 줄 알았어."

"혈당을 왜 재야 돼? 한 번도 재본 적 없어. 노인네라 이런 거 잘 몰라."

"평소에 먹고 싶은 거는 다 먹어."

[신체사정]

키 : 150cm 몸무게 : 77kg

활력징후 : 110/70mmHg–66bpm–20rpm–36.6℃

[진단 검사결과]

WBC	11,600 /㎣	4,800–10,000
Hb	10.3 g/dL	12.0–18.0
Hct	30 %	37.0–52.0
Neutrophil	78.9	40.0–74.0
BUN	25.6 mg/dL	8–20
Cr	2.1 mg/dL	0.6–1.2
Haptoglobin	244 mg/dL	30–200
Folate	7.34 ng/mL	>1.5

[진단적 검사결과]

Abdomen sonography : normal size

[Medications]

1. 10% DW 1L IV
2. NS 1L IV
3. Tetracosctrin 0.25 mg ampule IV
4. fenofibrate 200mg capsule po
5. Metformin 250mg tablet po
5. Nateglinide 90mg tablet po
6. Olmesartan 20mg tablet po
7. Lasix 20mg tablet po
8. Potenamin 500mL IV
9. 50% DW 50mL IV

비판적 사고 촉진 질문

1. 주어진 사례와 추가정보를 통해 유의한 간호문제를 도출해 봅시다.

2. 도출된 간호문제와 연결하여 우선순위에 따라 간호진단을 도출해 봅시다.

3. 간호진단 별로 간호계획을 도출해 봅시다.

II-5. 비판적 사고와 임상적 추론 연습 간호과정 시나리오 5

주제	성인간호 대상자 간호 5	난이도	하 중 상
영역	영양/조절/배설 활동/휴식 인지/지각 성생식 자아개념/가치, 신념/역할/스트레스 지역사회 간호관리		
대상자	성인 노인 아동 청소년 여성 지역사회 간호행정	환경	병원 가정 지역사회

1. 교육대상 : 간호대학생 4학년

2. 지침

사례를 통해 제시되는 시나리오와 추가자료를 잘 읽고 간호과정 계획을 세워봅시다.

3. 사례

노만수 님은 8년 전부터 우측 반신에 weakness 발생하였으며 3일 전부터 말 어눌하고 Rt side weakness 점점 심화되어 응급실 경유하여 입원함

4. 참고자료(문진 및 신체사정, 검진기록 등)

[대상자 기본정보]

- **성명** : 노만수 • **연령** : 70세 • **성별** : M
- **결혼상태** : 기혼 • **직업** : 없음 • **학력** : 중졸
- **입원일** : 17년 05일 12일
- **진단명** : Cerebral infarction
- **과거력** : 고혈압 및 당뇨병(10년 전), 뇌졸중(8년 전) • **알러지** : 없음
- **수술력** : 없음
- **담배** : 1-4개비/일 • **음주** : 안함 • **운동** : weakness로 적절한 운동 못함
- **수면상태** : 깊이 못자는 편 • **수면시간** : 6-7시간
- **주증상** : Rt. side weakness, 어눌한 말투

[신체사정]

• **키** : 173cm • **몸무게** : 80kg

• **활력징후** : 152/86mmHg – 84bpm – 20rpm – 36.6℃

• **근골격계**

– "오른쪽 팔에 힘이 하나도 안 들어가."

– 운동강도

우상지	2	좌상지	5
우하지	2	좌하지	4

• **비뇨기계** : 소변이 잘 안 나와 간헐적으로 nelaton 시행함

• ADL : 식사하기, 목욕하기, 옷입기, 화장실 사용 보행하기, 계단 오르기 스스로 불가능함
거동이 불편하여 침상에만 있으려고 함. 작은 말소리를 잘 못듣고 말이 어눌하여 대화를 꺼림

[진단 검사결과]

ESR	24 mm/hr	0–9
Glucose	159 mg/dL	70–110
T. protein	8.37 g/dL	6.5–8.0
HbA1C	7.5 %	4–6
Triglyceride	346.4 mg/dL	0–150
HDL	37.9 mg/dL	40–60
CRP	0.6 mg/dL	0–0.5

[Medications]

1. Aspirin protect
2. Cilostazol
3. Oxiracetam
4. Rebamipide
5. Gabapectin
6. Atrovastatin
7. Tramadol HCl
8. Mosapride sitrate
9. Metformin HCl
10. Glimepiride
11. Terazosin

비판적 사고 촉진 질문

1. 주어진 사례와 추가정보를 통해 유의한 간호문제를 도출해 봅시다.

2. 도출된 간호문제와 연결하여 우선순위에 따라 간호진단을 도출해 봅시다.

3. 간호진단 별로 간호계획을 도출해 봅시다.

II-6. 비판적 사고와 임상적 추론 연습 간호과정 시나리오 6

주제	여성건강간호 대상자 간호 1	난이도	하　　중　　상
영역	영양/조절/배설　활동/휴식　인지/지각　성생식 자아개념/가치, 신념/역할/스트레스　지역사회　간호관리		
대상자	성인　노인　아동　청소년 여성　지역사회　간호행정	환경	병원　가정　지역사회

1. 교육대상 : 간호대학생 4학년

2. 지침

사례를 통해 제시되는 시나리오와 추가자료를 잘 읽고 간호과정 계획을 세워봅시다.

3. 사례

박소라 님은 IUP 41주 3일, G_3 T_1 P_1 A_0 L_2로 진통이 전혀 없고 예정일이 10일 지나 유도분만을 위해 오전 9시경 분만실에 입원하였다. 입원 당시 자궁수축은 없었으며, cervical dilatation FT, cervical effacement 50%, 태아는 LOA, FHR 143회/분, station −2 이었다. 12시 경 H/D 1L 10 gtt/min와 oxytocin 10 unit을 H/S 1L에 섞어서 8 gtt/min로 주입을 시작하였고, 점차 증량하여 오후 2시 현재 oxytocin 24 gtt/min로 주입되고 있다. 박소라 님은 서서히 진통을 호소하고 있으며 10시 현재 자궁수축은 Interval 3분, duration 50초, intensity 50mmHg 정도이며 FHR는 후기감퇴 양상을 나타낸다.

4. 참고자료(문진 및 신체사정, 검진기록 등)

[대상자 기본정보]

- **이름** : 박소라　　　• **나이** : 39
- **진단명** : post term pregnancy, oxytocin induction
- **현재력** : IUP 41주 3일
- **EDC** : 2016. 8. 27 (LMP : 2015. 11. 20)
- **산과력** : G_3 T_1 P_1 A_0 L2
  2009년 5월 9일 IUP 41^{+3} NSVD 남아 2.7Kg 분만함 (APGAR 8-9)
  2014년 10월 3일 IUP 36^{+3} NSVD 남아 2.1Kg 분만함 (APGAR 7-8)
- **과거력** : 없음
- **가족력** : 특이한 점 없음

[모니터링 결과]
EFM 결과 모니터에 시간에 따라 자궁수축 정도와 FHR 변화함
(자궁수축 없음에서 서서히 증가함, FHR 정상에서 late deceleration으로)

[신체검진]
현재 H/D 1ℓ 10 gtt/min, oxytocin 10 unit 을 5% D/W 1ℓ에 섞어서 8에서 점차 증량하여 24 gtt/min 정맥주입되고 있음

Fetal Lie : longitudinal
Fetal Position : LOA
presentation : Vertex
cervical dilatation : 4cm
cervical effacement : 50%
station : −2

[태아 상태]
baseline : 143 bpm
variability : moderate
late deceleration

[활력징후]
110/60mmHg − 76bpm − 20rpm − 36.5℃

[진단검사]

분만직전 Hb	11.1 g/dL
Hct	33.8 %

[약물투여]
Oxytocin(Pitocin)
Carbetocin(Duratocin)
Ervin

[관련 의무기록]
산전진찰 규칙적으로 잘 받음

비판적 사고 촉진 질문

1. 주어진 사례와 추가정보를 통해 유의한 간호문제를 도출해 봅시다.

2. 도출된 간호문제와 연결하여 우선순위에 따라 간호진단을 도출해 봅시다.

3. 간호진단 별로 간호계획을 도출해 봅시다.

Ⅱ-7. 비판적 사고와 임상적 추론 연습 간호과정 시나리오 7			
주제	여성건강간호 대상자 간호 2	난이도	하 중 상
영역	영양/조절/배설 활동/휴식 인지/지각 성생식 자아개념/가치, 신념/역할/스트레스 지역사회 간호관리		
대상자	성인 노인 아동 청소년 여성 지역사회 간호행정	환경	병원 가정 지역사회

1. 교육대상 : 간호대학생 4학년

2. 지침

사례를 통해 제시되는 시나리오와 추가자료를 잘 읽고 간호과정 계획을 세워봅시다.

3. 사례

김선희 님은 산과력 G1 T_0 P_0 A_0 L_0으로 진통이 5분 간격으로 30초씩 있고(30" q 5'), 파막은 되지 않은 상태로 오전 6시 분만실로 입원하였다. 입원 당시 태아 심박수는 139회/분이었다. 내진 소견은 태아 선진부는 머리였으며 자궁경부 소실이 30%, 자궁경부 개대가 2-3cm, station -2였다.

오전 8시부터 옥시토신을 투여하여 질 분만을 시도하였지만 오전 11시 이후 자궁경부 소실 40%, 자궁경부 개대 4cm, 태아의 선진부 하강이 station -2에서 4시간 이상 더 이상 진행되지 않았으며, 오후 4시 자궁수축 측정 결과 수축기압 50mmHg, 이완기압 20mmHg, 태아모니터링 결과 태아 심박수가 170회/분으로 확인되었다.

이에 oxytocin 중단과 함께 산모에게 O_2 공급을 시작하고 Lt lateral position을 취하도록 하였으나, 이후 분만 진행 및 태아 상태가 호전되지 않아 오후 4시 C-sec을 하는 것으로 결정하였고, 오후 4시 48분 경 C-sec으로 여아를 출산하였다. 체중 2900g, Apgar 점수 1분/5분 7/9로 확인되었다.

수술 후 김선희 님은 "뒤척일 때 아파요", "진통제(PCA)가 다 들어가서 새벽에 너무 힘들었어요" 등의 표현으로 통증을 호소하였으며, 수술 후 3일째 아기 수유에 대해 설명하는 신생아실 간호사에게 "젖이 아파서 못 짜겠어요", "유축기를 쓰면 젖이 잘 나오나요? 짜도 잘 안 나오고 아파서 못 짜겠어요", "아기가 잘 무는 것 같지 않아요", "젖을 주면 아기도 잘 안 먹어요. 보채기만 해요" 등의 표현을 하며 수유에 대해 자신 없는 모습을 나타내었다.

4. 참고자료(문진 및 신체사정, 검진기록 등)

[대상자 기본정보]

- 이름 : 김선희 • 나이 : 29
- 진단명 : hypertonic uterine dysfunction, CPD C-sec
- 현재력 : IUP 39^{+3} weeks
- EDC : 2016. 11. 13 (LMP : 2015. 2. 6)
- 산과력 : $G_1\ T_0\ P_0\ A_0\ L_0$
- 과거력 : 없음
- 가족력 : 특이한 점 없음

[분만진행]

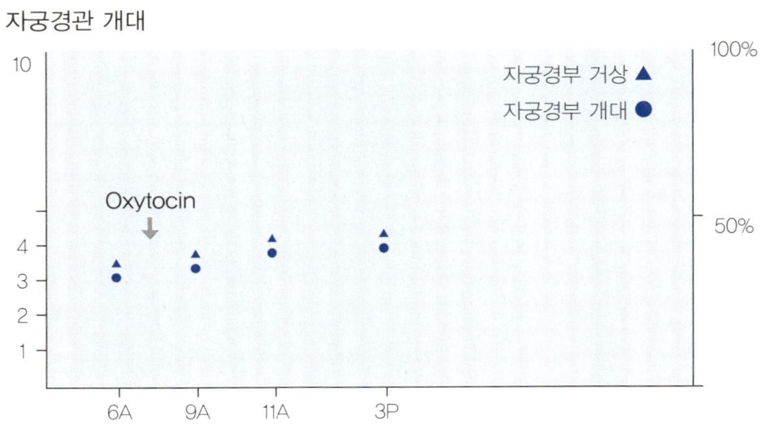

[신생아 사정]

- 출생일시 : 2016. 11. 09. PM 4:48
- 성별 : Female
- Apgar : 7 / 9
- 몸무게 : 2900g
- 분만 형태 : CPD C-sec
  molding(+), cord necking(-), meconium stained(-)

[활력징후]

	초기	4시간 후	8시간 후
BT	37.7	37.0	36.8
HR	72	74	78
RR	20	18	18
BP	110/70	100/60	110/60

[진단검사]

WBC	12,000 ㎣
RBC	3,800,000 ㎣
Hb	8.1 g/dL
Hct	27.3 %
Platelet	250,000 ㎣
Neutrophil	7,500 ㎣
Na	136 mEq/L
K	4.8 mEq/L
Cl	100mEq/L
Ca	9.4 mEq/L
ABO/Rh	A+
VDRL	–

[기타]

PCA 적용 중 / vaginal bleeding(–) / sand bag(+)

비판적 사고 촉진 질문

1. 주어진 사례와 추가정보를 통해 유의한 간호문제를 도출해 봅시다.

2. 도출된 간호문제와 연결하여 우선순위에 따라 간호진단을 도출해 봅시다.

3. 간호진단 별로 간호계획을 도출해 봅시다.

II-8. 비판적 사고와 임상적 추론 연습 간호과정 시나리오 8

주제	여성건강간호 대상자 간호 3	난이도	하　　중　　상
영역	영양/조절/배설　　활동/휴식　　인지/지각　　성생식 자아개념/가치,신념/역할/스트레스　　지역사회　　간호관리		
대상자	성인　노인　아동　청소년 여성　지역사회　간호행정	환경	병원　가정　지역사회

1. 교육대상 : 간호대학생 4학년

2. 지침

사례를 통해 제시되는 시나리오와 추가자료를 잘 읽고 간호과정 계획을 세워봅시다.

3. 사례

조미나 님은 IUP 40+3 weeks, G_4–T_3–P_0–A_0–L_3로 진통은 없었으나 태아의 추정 체중이 약 4.3kg으로 유도분만이 결정되어 당신이 근무하는 분만실로 입원하였다. 오전 9시부터 oxytocin with H/S1L를 8 gtt/min로 주입하기 시작하였고, 점차 증량하여 약 12시간 동안 주입 후 밤 10시 08분 흡입분만을 통해 4,350g 여아를 분만하였다. 분만 마지막 1시간 동안 산모가 힘주기를 힘들어했고, push 하는데 오랜 시간을 소요해 산모는 가장 힘든 분만이었다고 하였다. 분만 당시 추정된 혈액 손실은 약 700cc로 분만 직후 활력징후는 37.0℃–100회/분–18회/분–100/60mmHg였다.

분만 후 소변은 보지 못한 상태이며, 산모는 밑이 묵직하고 빠질 듯한 기분이라고 하였다. 산모의 의식은 명료하나 얼굴은 창백하고 약간의 발한 증상이 관찰되었으며, 자궁 저부는 분만 직후보다 물렁하고 제와 오른쪽으로 전위되었다. 회음부 사정 결과 회음 패드에 밝은 적색의 혈괴 덩어리로 패드가 젖었으며 오로의 양이 증가된 것을 관찰하였다.

4. 참고자료(문진 및 신체사정, 검진기록 등)

[대상자 기본정보]

- **이름** : 조미나　　　　• **나이** : 35
- **진단명** : Vaccum delivery, Postpartum hemorrhage
- **현재력** : IUP 40^{+3} weeks

- EDC – 2016. 7. 19 (LMP – 2015. 10. 12)
- 산과력 : G_4 T_3 P_0 A_0 L_3
  2009년 9월 5일 NSVD 남아 2.7Kg 분만함 (APGAR 8-9)
  2011년 7월 9일 NSVD 여아 3.7Kg 분만함 (APGAR 8-9)
  2014년 4월 6일 NSVD 여아 3.4Kg 분만함 (APGAR 7-9)
- 과거력 : 없음
- 가족력 : 특이사항 없음

[산후 사정]
- 자궁 저부 : 분만 직후보다 물렁하고 제와 오른쪽으로 전위
- 회음패드 : 혈괴 덩어리 2ea, 회음패드 흠뻑 젖을 정도
- severe wound pain, perineal edema(++), Ice to prineum

[태아 사정]
- 출생일시 : 2016. 7. 22. PM 10:08
- 성별 : Female
- Apgar : 7 / 8
- 몸무게 : 4,350g
- 분만 형태 : Vaccum delivery
- molding(++), cord necking(–), meconium stained(–)

[활력징후]

	초기	4시간 후	8시간 후
BT	37.0	37.0	36.8
HR	100	100	110
RR	18	20	20
BP	100/60	100/60	90/60

[진단검사]

Hb	7.9 g/dL
Hct	27.3 %
ABO/RH	A+

[투약]
Oxytocin(Pitocin) 20unit mixed

비판적 사고 촉진 질문

1. 주어진 시나리오와 추가정보 중 유의한 간호문제를 도출해 봅시다.

2. 도출된 간호문제와 연결하여 우선순위에 따라 간호진단을 도출해 봅시다.

3. 간호진단 별로 간호계획을 도출해 봅시다.

II-9. 비판적 사고와 임상적 추론 연습 간호과정 시나리오 9			
주제	아동간호 대상자 간호 1	난이도	하 중 상
영역	영양/조절/배설 활동/휴식 인지/지각 성생식 자아개념/가치, 신념/역할/스트레스 지역사회 간호관리		
대상자	성인 노인 아동 청소년 여성 지역사회 간호행정	환경	병원 가정 지역사회

1. 교육대상 : 간호대학생 4학년

2. 지침

사례를 통해 제시되는 시나리오와 추가자료를 잘 읽고 간호과정 계획을 세워봅시다.

3. 사례

연우의 어머니는 임신 초기부터 조산증세가 있어 local 산부인과를 F/U 중이었다. 그러던 중 연우의 어머니가 1주일 전부터 복통을 호소하여 IIOC 진단을 받고 1월 11일 당신이 근무하는 종합병원으로 내원하였다. 경과 관찰 중 양막 파막되고 자궁수축 심해져 응급수술 결정하고 제왕절개 실시하였다.

분만 후 신생아중환자실 도착 당시 활력징후는 혈압 53/24mmHg, 맥박 177회/분, 체온 36.4℃, SpO_2 75~85%였으며, 흉곽함몰, 콧구멍을 벌렁거리고, 숨을 내쉴 때 후두음을 들을 수 있었다. 의료진은 바로 기도 삽관을 시행하고 인공호흡기 간호를 시작하였으며, CMV mode FiO_2 0.6 적용 중이나 SpO_2 90%이다.

4. 참고자료(문진 및 신체사정, 검진기록 등)

[대상자(환아) 기본정보]

- **대상자 이름** : 김연우 • **성별** : 여아 • **출생일** : 2017년 1월 12일
- **분만형태** : 제왕절개 분만 • **체중** : 940gm
- **재태기간** : 26주+0일 • **Apgar score** : 5/7
- **두위** : 27.8cm • **흉위** : 29cm • **복위** : • **신장** :

[어머니의 정보]

- **연령** : 35세 • **Parity** : 2-0-2-0
- **과거력** : IIOC, Preeclampsia, PROM 5시간
- **B형 간염** : HBsAg (+)

[Chest X-ray]

White-out, Ground glass appearance. No heart border, can be distinguished

[검사결과]

WBC	15.51	4~10×10∧3/μℓ
RBC	4.98	4.2~5.7×10∧6/μℓ
Hb	17.1	13.0~16.5 g/dL
Hct	51.8	39~49 %
MCV	104	80~98
MCH	34.3	26~33
MCHC	33	31~35
RDW	16.9	11.5~14.5
Platelet	292	140~400
PCT	0.30	0.15~0.36
MPV	10.1	8.0~12.0
MPV	10.1	8.0~12.0
PDW	11.3	9.0~15.2
Neutrophil	59.0	40~75%
Lymph	28.6	20~50%
Monocyte	8.0	2.0~9.0
Eosiniphil	3.9	0~5
Basophil	0.5	0~2
Band neutrophil	0	0~5
Seg. neutrophil	57	40~75%
ANC	9150	1500~7700
pH	7.253	
PaO_2	30.7mmHg	
$PaCO_2$	60.6mmHg	
HCO_3	26.2mmol/L	

비판적 사고 촉진 질문

1. 주어진 시나리오와 추가정보 중 유의한 간호문제를 도출해 봅시다.

2. 도출된 간호문제와 연결하여 우선순위에 따라 간호진단을 도출해 봅시다.

3. 간호진단 별로 간호계획을 도출해 봅시다.

II-10. 비판적 사고와 임상적 추론 연습 간호과정 시나리오 10

주제	아동간호 대상자 간호 2	난이도	하 중 상
영역	영양/조절/배설 활동/휴식 인지/지각 성생식 자아개념/가치, 신념/역할/스트레스 지역사회 간호관리		
대상자	성인 노인 아동 청소년 여성 지역사회 간호행정	환경	병원 가정 지역사회

1. 교육대상 : 간호대학생 4학년

2. 지침

사례를 통해 제시되는 시나리오와 추가자료를 잘 읽고 간호과정 계획을 세워봅시다.

3. 사례

민호는 5일 전부터 시작된 37.5℃ 이상의 고열, 기침, 콧물을 호소하였으며, 지역 소아청소년과에서 진료를 받은 후 PO medication 치료하며 경과를 관찰하던 중이었다.

내원 2일 전부터는 해열제를 먹어도 3~4시간 후 다시 오르는 39℃의 고열 증세가 지속되어 오늘 오전 당신이 근무하는 병원에 내원하였으며 Chest X-ray 상 Pneumonia 소견이 관찰되어 소아청소년과 병동에 입원하였다. 입원 당시 민호의 얼굴은 홍조를 띠며 열감이 있었고 체온은 38.1℃ 이었다. 또한 사정 결과 기침, 객담, 콧물과 청진 시 수포음, 그르렁 거리는 소리, 양측 폐의 천명음이 확인되었다.

민호의 부모는 중국인으로 의사소통에 어려움이 있어 민호에 대한 정보는 주로 통역을 통해 확보할 수 있다. 민호의 부모는 민호가 입원 및 수술 병력이 없이 건강했었고 민호의 질병에 대한 지식이 부족하여 현재 민호에 대해 많이 걱정하고 불안해하고 있다. 한편으로는 그 동안 맞벌이를 하면서 민호를 잘 돌보지 못했던 만큼 입원 후 민호를 돌보는 시간이 늘어 안심이 된다고 하며 병원 입원에 대해 긍정적으로 받아들이고 있다. 그러나 질병에 대해 잘 모르고 있으며 질병 과정 및 예후, 감염 경로에 대해 충분히 인지하고 있지 못하고 민호에게 투여되고 있는 약물에 대한 궁금증을 표현하고 있다.

4. 참고자료(문진 및 신체사정, 검진기록 등)

[대상자 기본정보]

- **대상자 이름** : 박민호
- **환자 등록번호** : 16463820
- **성별** : 남자
- **연령** : 37개월

[과거력]

- **출생력** : 분만형태 자연분만, 출생 시 체중 2.76kg, 특이사항 없음
- **병력** : 2016년 7월 모세기관지염
- **입원경력** : 없음
- **수술경험** : 없음
- **예방접종**
  B형 간염 : 1차, 2차, 3차 접종 시행
  B.C.G. : 1차 접종 시행
  소아마비 : 1차, 2차, 3차 접종 시행
  D.T.P : 1차~5차 접종 시행
  MMR : 1차 접종 시행
  일본뇌염 : 1차, 2차, 3차 접종 시행
- **복용 약물** : 없음
- **알레르기** : 약물, 항생제 (-) / 식품 (-) / 기타 약물 (-)
- **가족력** : 없음

[X-ray 결과]

Mid lung mild pneumonia both upper tubular fibrotis density

[검사결과]

Hb	12	13.0~16.5 g/dL
Hct	37.2	39~49%
Neutrophil	82.4	40~74
Monocyte	18.1	0~9
Eosinophil	11.9	0~7
MCV	74.8	80~98
MCH	24.6	
Total protein	5.0	6.6~8.3 g/dL
glucose	174	60~108 g/dL
ALP	269	35~115 g/dL
LDH	544	219~480 g/dL
HDL-cholesterol	34	45~65 g/dL
ESR	14	0~10
CRP	3.3	< 0.18
Blood culture	No growth	
Respiratory PCR	RSV positive	

➡ 비판적 사고 촉진 질문

1. 주어진 시나리오와 추가정보 중 유의한 간호문제를 도출해 봅시다.

2. 도출된 간호문제와 연결하여 우선순위에 따라 간호진단을 도출해 봅시다.

3. 간호진단 별로 간호계획을 도출해 봅시다.

II-11. 비판적 사고와 임상적 추론 연습 간호과정 시나리오 11			
주제	아동간호 대상자 간호 3	난이도	하 중 상
영역	영양/조절/배설 활동/휴식 인지/지각 성생식 자아개념/가치, 신념/역할/스트레스 지역사회 간호관리		
대상자	성인 노인 아동 청소년 여성 지역사회 간호행정	환경	병원 가정 지역사회

1. 교육대상 : 간호대학생 4학년

2. 지침

사례를 통해 제시되는 시나리오와 추가자료를 잘 읽고 간호과정 계획을 세워봅시다.

3. 사례

민지는 3일 전부터 38℃ 이상의 고열, 오한이 발생하여 지역 소아청소년과에서 진료를 받고 PO medication 치료하며 경과를 관찰하던 중이었다. 그러나 내원 하루 전부터 해열제를 먹어도 3~4시간 후 다시 오르는 39℃의 고열 증세와 오한이 지속되고, 2번의 설사 증상과 왼쪽 옆구리 통증을 호소하여 오늘 오전 본원 응급실에 내원하였다. 검진 결과 민지는 UTI가 진단되어 소아청소년과 병동에 입원하였다. 입원 당시 민지의 얼굴은 열감이 있었고, 체온은 39℃였다.

4. 참고자료(문진 및 신체사정, 검진기록 등)

[대상자 기본정보]

- **대상자 이름** : 권민지
- **환자 등록번호** : 161248760
- **성별** : 여자
- **연령** : 19개월
- **신장** : 83.2cm
- **몸무게** : 11.9kg

[과거력]

- **출생력** : 제왕절개수술, 출생 시 체중 3.4kg, 특이사항 없음
- **병력** : 2016년 7월 폐렴
- **입원경력** : 2016년 7월 5일~10일까지 폐렴으로 OO의료원에 입원

• **수술경험** : 없음

• **예방접종**

BCG, B형간염, 소아마비, DTP, MMR, 수두, 일본뇌염 현재 접종 중

예방접종에 따른 특이반응은 없었음

• **복용 약물** : 없음

• **알레르기** : 약물, 항생제 (-) / 식품 (-) / 기타 약물 (-)

• **가족력** : 없음

[Vital sign]

	1/16 (입원 시)	1/17	1/18	1/19
체온(고막)	39℃	38.9℃	38.5℃	36.5℃
맥박(심첨)	135	138	128	133
호흡	22	24	30	44

WBC	13.32	4~9.9 mg/dl
Hemoglobin	11.7	12.0~16.0mg/dl
hematocrit	33.1	37.0~47.0 mg/dl
Total protein	5.0	6.6~8.3 g/dL
MCV	74	79~95 g/dL
Neu (ANC)	9.46	1.8~7 g/dL
glucose	174	60~108 g/dL
ALP	269	35~115 g/dL
LDH	544	219~480 g/dL
HDL-cholesterol	34	45~65 g/dL
creatinine	0.4	0.7-1.0 mg/dl
SGOT	42	8-28 IU/L
SGPT	20	8-28 IU/L
P	4.6	2.5~4.5 g/dL
Total CO2	18	22~29 mmol/L
Urea Nitrogen	6.2	8~20 mg/dl
Cr	0.5	0.51~0.95 mg/dl
hs-CRP	3.00	0~6.5 mg/dl

[투약 정보]

약물명	용량	투여횟수	투여경로
NS5	200ml		IV
SD1:4	500ml		IV
Cefotaxime	0.5g	t.i.d	IV
Tylenol	15ml	#3	P.O
bioflor	1pk	#3	P.O

비판적 사고 촉진 질문

1. 주어진 시나리오와 추가정보 중 유의한 간호문제를 도출해 봅시다.

2. 도출된 간호문제와 연결하여 우선순위에 따라 간호진단을 도출해 봅시다.

3. 간호진단 별로 간호계획을 도출해 봅시다.

II-12. 비판적 사고와 임상적 추론 연습 간호과정 시나리오 12

주제	응급중환자 간호 대상자 간호 1	난이도	하 중 상
영역	영양/조절/배설 활동/휴식 인지/지각 성생식 자아개념/가치, 신념/역할/스트레스 지역사회 간호관리		
대상자	성인 노인 아동 청소년 여성 지역사회 간호행정	환경	병원 가정 지역사회

1. 교육대상 : 간호대학생 4학년

2. 지침

사례를 통해 제시되는 시나리오와 추가자료를 잘 읽고 간호과정 계획을 세워봅시다.

3. 사례

남정호 님은 31세의 건강한 군인으로 부대에서 퇴근을 하던 중 갑자기 좌측 흉부에 찌르는 듯한 통증이 발생한다. 점차 가슴의 통증이 점점 심해지면서 숨을 쉬기 힘들어지고, 숨이 가빠지고 가슴이 두근거리는 증상을 느낀다. 부대에서 집으로 가는 중에 마침 당신이 근무하는 병원이 눈에 띄어 남정호 님이 바로 응급실로 내원한다. 의사가 진찰을 한 후 흉부 청진을 하고 X-ray 촬영이 처방된다. 문진 결과 남정호 님은 8년 전에 기흉을 경험했다고 하며, 10년 째 하루에 1갑 반씩 담배를 피워왔다고 한다. 흉부 X-ray 결과 좌측 자연기흉이 진단되었고 흉관 삽관 후 병동으로 입원하였다. 기흉의 크기가 커 수술적 치료가 필요하여 Lt. bullectomy를 실시하고 POD 1일이 되었다.

4. 참고자료(문진 및 신체사정, 검진기록 등)

[대상자 기본정보]

- **성명** : 남정호 • **연령** : 31세 • **성별** : M
- **결혼상태** : 기혼 • **직업** : 군인 • **학력** : 대졸
- **입원일** : 17년 02일 12일
- **진단명** : Lt. pneumothorax
- **과거력** : Lt. pneumothorax(8년 전) • **알러지** : 없음
- **수술력** : 없음
- **흡연** : 안함 • **음주** : 주1회 소주 1병 • **운동** : 주4회 30분, 유산소 운동
- **수면상태** : 특이 불편감 없음 • **수면시간** : 6-7시간

• **주증상** : 흉통 "가슴이 찌르는 듯이 아파요."

[신체사정]

• **키** : 175cm • **몸무게** : 73kg

• **활력징후** : 36.6℃ – 82회/분 – 22회/분 – 120/82mmHg

• **호흡기계** : "조금만 움직이고 작은 움직임에도 아파요." 흉통 NRS 8점

• **기타** : 수술 후 PCA 적용 중 오심을 호소하고 있음

[진단적 검사결과]

• **Chest CT** : Recurrent Pneumothorax Lt., s/p Rt. bullaectomy(Wedge resection)

[진단 검사결과]

• **CBC** : WNL

• **UA**

WBC	2–5	0–2
RBC	numerous	0–2

[Medications]

1. Muteran 200mg cap po bid
2. Taligen 370mg tablet po tid
3. Stillen 60mg tablet po tid
4. Sulfalase 100mg cap po bid
5. Jetiam 1g IV q 12hr
6. PCA 적용

비판적 사고 촉진 질문

1. 주어진 시나리오와 추가정보 중 유의한 간호문제를 도출해 봅시다.

2. 도출된 간호문제와 연결하여 우선순위에 따라 간호진단을 도출해 봅시다.

3. 간호진단 별로 간호계획을 도출해 봅시다.

II-13. 비판적 사고와 임상적 추론 연습 간호과정 시나리오 13

주제	응급중환자 간호 대상자 간호 2	난이도	하　중　상
영역	영양/조절/배설　활동/휴식　인지/지각　성생식 자아개념/가치, 신념/역할/스트레스　지역사회　간호관리		
대상자	성인　노인　아동　청소년 여성　지역사회　간호행정	환경	병원　가정　지역사회

1. 교육대상 : 간호대학생 4학년

2. 지침

사례를 통해 제시되는 시나리오와 추가자료를 잘 읽고 간호과정 계획을 세워봅시다.

3. 사례

임민호 님은 중3 남학생으로 학교 수업 도중 오전 10:30분부터 과도한 침흘림과 함께 Seizure 시작하였다. 발작 중 eyeball deviation 관찰되었으며 근처 소아과를 방문하여 진료를 받는다. 과거에 발작을 한 적은 없다고 하며 그 외 특이 과거력은 없다고 한다. 안정하던 중 팔과 다리, 목에 경련이 일어나면서 seizure가 재발되어 구급차를 통하여 당신이 근무하는 종합병원 응급실에 내원한다.

4. 참고자료(문진 및 신체사정, 검진기록 등)

[대상자 기본정보]

- **성명** : 임민호　• **연령** : 16세　• **성별** : M
- **결혼상태** : 미혼　• **직업** : 학생　• **학력** : 중학교 재학 중
- **입원일** : 17년 04일 01일
- **진단명** : Epilepsy
- **과거력** : 없음　• **알러지** : 없음
- **수술력** : 없음
- **흡연** : 안함　• **음주** : 안함　• **운동** :
- **수면상태** : 특이 불편감 없음　• **수면시간** : 7시간
- **주증상** : Seizure

[신체사정]

- **키** : 175cm • **몸무게** : 63kg
- **활력징후** : 36.5℃ – 104회/분 – 22회/분 – 110/70mmHg
- **소화기계** : 오심 및 복통 호소
- **대인관계** : 언제 나타날지 모르는 발작에 대하여 불안감 호소함
- **질병인식** : "처음이라서 약을 안 먹어도 될 것도 같아요. 이렇게 지나가면 괜찮을 것 같아요. 어차피 일시적인 거 아니에요?"

[진단적 검사결과]

- 없음

[진단 검사결과]

- CBC : WNL
- LFT : WNL
- UA : WNL
- ABGA

pH	7.444	7.35~7.45
pCO_2	35 mmHg	35~45
pO_2	62.5 mmHg	80~100
O_2 Sat	92.6 %	92~100

[Medications]

1. Phenobarbital IV
2. Thiamine IV
3. Phenytoin IV
4. Diazepam IV
5. NS 1L IV
6. Clonazepam po
7. mephynytoin po

비판적 사고 촉진 질문

1. 주어진 시나리오와 추가정보 중 유의한 간호문제를 도출해 봅시다.

2. 도출된 간호문제와 연결하여 우선순위에 따라 간호진단을 도출해 봅시다.

3. 간호진단 별로 간호계획을 도출해 봅시다.

II-14. 비판적 사고와 임상적 추론 연습 간호과정 시나리오 14

주제	응급중환자 간호 대상자 간호 3	난이도	하 중 상
영역	영양/조절/배설 활동/휴식 인지/지각 성생식 자아개념/가치, 신념/역할/스트레스 지역사회 간호관리		
대상자	성인 노인 아동 청소년 여성 지역사회 간호행정	환경	병원 가정 지역사회

1. 교육대상 : 간호대학생 4학년

2. 지침

사례를 통해 제시되는 시나리오와 추가자료를 잘 읽고 간호과정 계획을 세워봅시다.

3. 사례

전지호 님은 2일 전부터 기침, 가래, 콧물 등 가벼운 감기 증상이 시작되었으며 이후 가슴답답함과 호흡곤란이 발생하였다. 시간이 지나면서 증상이 점점 심해지면서 경련까지 발생하였다. 전지호 님은 근처 내과를 방문하여 "밤새 쌕쌕거리며 숨이 안 쉬어졌다" 호소하였으며 응급진료 후 당신이 근무하는 응급실로 내원한다.

4. 참고자료(문진 및 신체사정, 검진기록 등)

[대상자 기본정보]

- **성명** : 전지호 • **연령** : 21세 • **성별** : F
- **결혼상태** : 미혼 • **직업** : 학생 • **학력** : 대학교 재학 중
- **입원일** : 17년 01일 01일
- **진단명** : Asthma
- **과거력** : 없음 • **알러지** : 없음
- **수술력** : 없음
- **흡연** : 안함 • **음주** : 안함 • **운동** :
- **수면상태** : 특이 불편감 없음 • **수면시간** : 10시간
- **주증상** : frequent cough, sputum, rhinorrea "가슴이 답답해요."

[신체사정]

- **키** : 171cm　　　　　• **몸무게** : 80kg
- **활력징후** : 36.8℃ – 86회/분 – 28회/분 – 145/90mmHg
- **호흡기계** : 호흡시 코를 벌름거림, 다량의 분비물, 인후통(+), wheezing sound(+)
- **심리** : "숨이 계속 막히면 어떻게 하죠?"

[진단적 검사결과]

Pulmonay Function Test

Spirometry	%PRED	Normal
FEV1(Liters)	125	80% ↑
FVC	119	
FEV1/FVC	92	80% ↑

[진단 검사결과]

WBC	6,670 /㎣	4,000~10,000
Hb	12.8 g/dL	12~17
Hct	37.8 %	37–47
Platelet	291,000 /㎣	150,000~400,000
Eosinohil	10.3 %	1.0~5.0 %
ESR	3 mm/hr	9
pH	7.36	7.35~7.45
pCO2	43.9 mmHg	35~45
p02	117.6 mmHg	80~100
O2 Sat	98.1 %	92~100

[Medications]

1. Aacetylcysteine 200mg cap po
2. Metaquizine 5mg tablet po
3. Ventolin inhalation
4. Privituss suspension 8ml
5. Actifed po
6. montelukast sodium 10mg tablet po

비판적 사고 촉진 질문

1. 주어진 시나리오와 추가정보 중 유의한 간호문제를 도출해 봅시다.

2. 도출된 간호문제와 연결하여 우선순위에 따라 간호진단을 도출해 봅시다.

3. 간호진단 별로 간호계획을 도출해 봅시다.

3. NP case 시나리오(추론 수준: 상)

III-1. 비판적 사고와 임상적 추론 연습 전문간호 시나리오 1			
주제	전문간호 시나리오 1	난이도	하 중 상
영역	영양/조절/배설 활동/휴식 인지/지각 성생식 자아개념/가치, 신념/역할/스트레스 지역사회 간호관리		
대상자	성인 노인 아동 청소년 여성 지역사회 간호행정	환경	병원 가정 지역사회

1. 교육대상 : 임상간호사

2. 지침

사례를 통해 제시되는 질문에 대하여 사례의 핵심에 초점을 맞춘 반응을 제시하세요.
여러 개의 답안이 도출되면 우선순위나 중요성에 따라 분류해 봅시다.

3. 사례

박명희 님은 49세 여성으로 현재 피로, 두통, 성욕 감퇴, 불규칙한 월경을 주소로 내원하였으며 피부 건조 및 수면장애를 호소하고 있다. 가끔 아침에 몸이 떨린다고 하면서 3개월 전에 직장을 잃었다고 한다. 박명희 님의 두통은 실직 후에 더 심해졌고, 두통 때문에 6개월 전에 처방받은 경구약(propranolol)을 복용했다고 한다. 박명희 님은 마지막 건강검진을 하고 2년이 넘었다고 하며 지난달에 7kg의 체중이 증가했다고 한다.

4. 임상적 의사결정 촉진 질문

1. **[가능한 진단]** 박명희 님의 양상에 근거해서 가능한 감별진단에는 어떠한 것들이 있나요?
2. **[병력]** 진단을 내리기 위해서 박명희 님에게 주관적 정보 사정을 위하여 질문해야 하는 내용에는 어떠한 것들이 있나요?
3. **[신체사정]** 주관적 정보를 근거로 하여 신체사정은 어떻게, 왜 시행되어야 하나요?
4. **[감별진단]** 가능성 있는 자료들을 모두 검토하여 감별진단 별로 주관적 정보와 객관적 정보를 도출해 보세요. 각 진단을 지지하거나 기각하는 긍정적인 정보와 부정적인 정보들을 확인해보세요.

5. **[진단적 검사]** 진단을 확증하기 위하여 필요한 부가적인 정보나 진단적 검사에는 어떠한 것이 있나요?
6. **[최종진단]** 박명희 님의 확정적 진단은 무엇인가요? 의사결정과 관련된 긍정적인 정보와 부정적인 정보에는 어떠한 것들이 있나요?
7. **[치료계획]** 치료계획에 대하여 의사결정을 해봅시다.
   1) 박명희 님의 치료를 결정할 때 고려해야 할 점들은 어떠한 것이 있나요?
   2) 가능한 치료방법에는 무엇이 있나요?
   3) 각 치료의 효과성을 기술해봅시다.
   4) 박명희 님은 얼마나 자주, 언제 추후체크를 하는 것이 좋을까요?
   5) 박명희 님은 fluoxetine(Prozac) 20mg/day 치료를 시작하고 6주 뒤 다소 호전이 됩니다. 치료계획에서 상태변화를 어떻게 고려해야 할까요?
   6) 박명희 님에 대한 정보를 근거로 이 상황이 박명희 님의 가족에게 미치는 영향에는 어떠한 것이 있을까요?
   7) 박명희 님의 가족을 위한 적절한 중재로는 어떠한 것이 있을까요?
   8) 정신보건간호사가 우울한 대상자를 돕기 위한 부가적인 자원이나 우울증 관련 추가 정보를 어디에서 얻을 수 있을지 생각해봅시다.
   9) 우울증 대상자의 가족을 돕기 위하여 활용가능한 지역사회 자원에는 어떠한 것들이 있을까요?
   10) 박명희 님의 치료를 위하여 협력해야 하는 다학제적 팀원에는 어떠한 사람들이 있을까요? 보다 집중적인 치료를 위하여 박명희 님을 의뢰할 분야의 보건의료종사자를 생각해봅시다.

5. 참고 자료

1. 병력

Allergy	없음
Medications	Propanolol 20mg po bid Tylenol prn for H/A 가끔 배변완화제, 제산제 복용 영양제 섭취 안 함
과거력	천식, 수두, 폐렴, 늑연골염
수술력	2년 전 난관결찰술
입원력	출산 2회(자연분만)
출산력	LMP 7월 2일 골반검진 2년 전 정상 유방검진 2년 전 정상 유방자가검진 규칙적으로 안 함 G2 P2 A0

체중변화	지난 2-3개월 간 7kg 증가
식욕	신경이 날카로워서 식욕이 증가함 초콜릿을 많이 찾았고 먹고 싶은 것은 먹으며 특별히 다이어트는 안 함
수면양상	잠이 들고 유지하는 데는 문제 없으며 약 4시간/일 수면함. 가끔 낮잠 잠
가족력	아버지 간부전 사망(*알콜중독, 박명희 님을 성적으로 학대하였다고 함), 어머니 고혈압, 신경쇠약
기호습관	15년 간 반갑/일 흡연, 가끔 맥주 1병/회 커피 3잔/일, 탄산음료 3개/일 운동 안함
사회적 모임	교회 여성 모임
남편과의 관계	박명희 님의 실직 후 짜증이 나 있는 것 같고 대화나 감정 교류가 크게 줄어듦. 성관계 약 2주 1회
자녀와의 관계	원만하며 자녀들이 박명희 님을 염려하고 있음
증상기간	수개월간 우울했으며 최근 6주간 더 심해짐
일상활동에 미친 영향	뭔가를 하는 것이 더 어려워짐. 흥미 있던 일도 예전 같지 않고 늘 피곤하고 자고 싶음. 아침에 활동을 시작하기까지 오래 걸림
인생에서의 상실경험	실직한 것임. 남편과 대화가 줄어든 것도 상실한 것 같음. 자녀들도 예전처럼 나를 필요로 하는 것 같지 않음
스트레스 관리	TV를 시청하거나 방에 그냥 있거나 밖으로 나가 운전을 하기도 함. 기도를 해보려고도 함
두통 양상	매일 거의 두통이 있음. 울렁거리기도 하는데 구토는 한 적 없음. 두통 때문에 좌절했었는데 의사가 처방해준 약을 먹고 두통이 많이 감소됨
두통 관리	매일 약을 먹고 있음. 필요 시 Tylenol이나 ibuprofen 복용함. 가끔 방에서 조용히 누워있으며 커피나 탄산음료도 도움이 됨
자해를 생각해본 경험	없음
현재 감정 상태, 1점이 최악, 10점이 최상일 때 점수	3점
예전에 같은 문제 경험 여부	우울한 적은 있으나 지금처럼 오래 지속되거나 힘들지 않았음
악화시키는 상황요인	체중이나 남편과의 친밀성 감소, 직장에 대하여 생각하면 더 나빠짐
나쁜 기분 지속시간	상당히 오래 지속됨. 덜 우울한 때도 있고 우울할 때 울기도 함
기분이 더 나아지는 방법	지금은 별로 없음. 직장을 다시 구해서 예전처럼 돌아가는 것. 하지만 지금은 일할 에너지가 부족함

2. 신체사정

V/S	37.1℃–72회/분–18회분–114/82mmHg
피부계	까무잡잡한 편임. 점막이나 손톱 분홍색, 황달(–) 멍(–).
심맥계	S1S2 without murmur
호흡기계	clear to auscultion
뇌신경계	II–XI 정상
눈	동정맥혈관 협착(–), 출혈(–), 선명한 가장자리의 황반
의식상태	MMSE 30점
운동기능	정상 운동기능
감각기능	정상 감각
반사	biceps, triceps, brachioradials, patellar, ankle bilaterally 2+
시력	우/좌 0.7/1.0
소화기계	4분면 장음(+), 복부는 비만형, 압통(–) 간비대나 비장비대(–)
유방	mass(–), 함몰(–)
ENT	정상
생식기계	미시행

3. 진단적 검사

Hb	14.8 g/dL
Glucose	78 mg/dL
Na	137 mEq/L
K	3.8 mEq/L
Cl	101 mEq/L
BUN	11 mg/dL
Cr	0.8 mg/dL
ALT	20 Unit/L
AST	10 Unit/L
ALP	41 Unit/L
Bilirubin	1.0 mg/dL
TSH	2.2 microgram/mL

III-2. 비판적 사고와 임상적 추론 연습 전문간호 시나리오 2

주제	전문간호 시나리오 2	난이도	하 중 상
영역	영양/조절/배설 활동/휴식 인지/지각 성생식 자아개념/가치, 신념/역할/스트레스 지역사회 간호관리		
대상자	성인 노인 아동 청소년 여성 지역사회 간호행정	환경	병원 가정 지역사회

1. 교육대상 : 임상간호사

2. 지침

사례를 통해 제시되는 질문에 대하여 사례의 핵심에 초점을 맞춘 반응을 제시하세요.
여러 개의 답안이 도출되면 우선순위나 중요성에 따라 분류해 봅시다.

3. 사례

이미영 님은 34세 여성으로 4일 전에 유산을 한 후로 발열이 지속되어 병원 외래를 방문하였다. 이미영 님은 소매점 판매원으로 발열 증상으로 인하여 결근하였다고 한다. 이미영 님은 기혼으로 현재 두 명의 아이가 있다.

4. 임상적 의사결정 촉진 질문

1. **[가능한 진단]** 시나리오에 근거하여 내릴 수 있는 가능한 진단에는 어떠한 것이 있나요? 절대 지나쳐서는 안 되는 적신호는 무엇인가요?
2. **[병력]** 이미영 님의 병력 파악을 위해 해야 하는 중요한 질문에는 어떠한 것이 있나요?
3. **[신체사정]** 이미영 님의 신체사정 중 꼭 확인되어야 할 중요한 부분은 어디인가요?
4. **[감별진단]** 이미영 님의 진단을 지지하는 중요한 긍정적인 사정결과 또는 지지하지 않는 부정적인 사정결과에는 어떠한 것이 있나요?
5. **[진단적 검사]** 병력과 신체검진에 근거하여 시행해야 할 진단적 검사에는 어떠한 것이 있나요? 해당 검사의 이론적 근거는 무엇이며 결과 해석은 어떻게 하나요?
6. **[최종진단]** 객관적 정보와 주관적 정보를 검토한 결과 적절하다 여겨지는 최종진단은 무엇인가요?
7. **[치료계획]** 치료계획에 대하여 의사결정을 해봅시다.
   1) 이미영 님의 치료를 결정할 때 고려해야 할 점들은 어떠한 것이 있나요?

2) 이미영 님의 상태를 관리하기 위해 해야 할 일에는 어떠한 것이 있나요?
3) 이미영 님과 토의해야 하는 환자교육 내용에는 어떠한 것이 있나요?
4) 향후 이미영 님의 생식기계 건강에 대하여 이번 질환상태가 미치는 영향은 무엇인가요?

5. 참고 자료

1. 병력

체온	어제 밤부터 발열이 지속되고 있음. 최고 온도는 40℃ 였음. 간헐적인 오한 있음
가족력	특이사항 없음
유산 후 처음 2일간 특이사항 여부	유방의 압통, 오심, 빈뇨 있었으나 유산 후 소실되었고 그 외 특이사항 없음
골반통, 요통, 복부 불편감 여부	골반에 쥐어짜는 듯한 통증이 있었으나 이틀 째 사라짐. 그 외 허리와 골반 부위에 둔한 통증이 생김. 몸이 아픈 느낌이 생김
불편감 완화를 위하여 활용한 방법	이부프로펜 400mg을 오늘 아침에 먹었고 약간 좋아진 것 같았음
질출혈이나 분비물 여부	질출혈이 점점 줄어서 약간 묻어나옴. 하루 전부터 악취가 나기 시작함
비뇨기계 이상 여부(혈뇨, 농뇨, 핍뇨, 빈뇨 등)	없음
증상 지속 기간	발열이 어제 밤부터 시작됨. 요통과 골반통도 함께 시작됨
약물	경구 피임약과 이부프로펜
ADL 영향 정도	몸이 아파서 일을 쉬었음. 남편이 아이들을 학교에 데려다 주었으며 좀더 안정을 취하기 위하여 저녁에는 이모에게 부탁함
알러지	없음
OB/GYN 병력	LMP 10주 전, 정상 양상과 기간. 4일 전 임신 10주 경 인공유산(D&E) 실시함 paraty : G6P2A4, 조기 태아 사망 때문에 잦은 유산 실시
과거력	어린 시절 수두, 홍역, 낙상으로 인한 좌측 요골 골절
성인기 질환	특이질환 없음
기호품	비흡연, 술은 매주 맥주 1~2병 마심. 커피는 하루 3잔
가족력	없음

남편과의 관계	결혼한지 11년 됨. 주 1회 성관계 가지며 관계는 양호함. 남편은 건설회사 매니저임. 더 이상 자녀를 키울 여력이 안 되어 유산을 결정함. 유산 경험이 많고 임신 중 DVT 기왕력이 있어 헤파린을 투여했었음. 그 일로 가족들이 힘들어 했었음

2. 신체사정

V/S	40.0℃-86회/분-20회분-106/68mmHg
피부계	전신 불편감. 따뜻하고 홍조 띤 피부
HEENT	특이사항 없음
심맥계	S1, S2 WNL
호흡기계	clear lung sound
소화기계	bowel sound(+), 하복부 압통(+)
신경계	명료, 지남력(T/P/P:+/+/+)
생식기계	질출혈(+, mild), 자궁경부 운동성 압통 자궁: 비대(+), 경한 압통(+) 경한 부속기 압통
사지	감각/운동 정상

3. 진단적 검사

소변 hCG	positive
습식 도말검사(wet mount)	WBC 양성
UA	특이사항 없음
WBC(CBC 상)	13,000 /㎣
ESR	30 mm/hr
Transviginal untrasound	Negative for retained products of conception Positive for inflammation

Reference

참고문헌

강현숙 외(2014). 근거기반 기본간호학(상). 서울. 수문사

고일선, 송라윤, 오의금. (2016). 간호진단 정의와 분류 2015-2017. 정담미디어

변영순, 장희정. (1997). 기초과학에서의 개념도의 활용. 간호과학, 9(1), 45-58.

서연옥, 안양희, 박경숙. (2009). 간호학생의 임상적 판단 경험에 관한 내용분석. 성인간호학회지, 21(2), 245-256.

송경애 외(2015). 최신 기본간호학(상). 서울. 수문사

유소영, 김남초. (2014). 간호대학생의 비판적 사고력 평가도구 개발. J Korean Acad Nurs, 44(2), 129-138.

이주희, 최모나. (2011). 시뮬레이션을 적용한 임상추론 교과목의 적용효과. 성인간호학회지, 23(1), 1-9.

장애리, 장금성. (2015). 개념지도 교육방법을 이용한 진전된 초보자의 간호역량강화. 한국직업건강간호학회지, 24(1), 1-10.

Alfaro-Lefevre, R. (2016). Critical Thinking, Clinical Reasoning and Clinical Judgment: A Practical Approach, Pageburst E-book on Kno. Elsevier Health Sciences.

Ausubel, D. P. (1979). Education for rational thinking. 1980 A ETS year book: the philosophy of teaching for thinking and creativity. Arizona: Arizona State University Press, 174-190.

Ausubel, David D. P., Novak, J. D., & Hanesian, H. (1978). Educational psychology: A cognitive view. New York Holt, Reinehart and Winston Inc.

Carpenito, L. J. (2005). Understanding the Nursing Process: Concept Mapping and Care Planning for Students. LWW.

Clayton, L. H. (2006). Concept mapping: an effective, active teaching-learning method. Nursing Education Perspectives, 27(4), 197-203.

Kubin, L., Fogg, N., Trinka, M., Wilson, C. E., & Wilson, J. (2016). Using Individual Simulation to Promote Clinical Reasoning and Prioritization with Undergraduation Nursing Students.

Kuiper, R., Pesut, D. J., & Arms, T. E. (2016). Clinical reasoning and care coordination in advanced practice nursing. Springer Publishing Company.

Novak, J. D. Gowin, D. B., & Johansen, G. T. (1983). The use of concept mapping and knowledge vee mapping with junior high school high scool students. Science Education, 67(5), 625-645.

Novak, J. D., Gowin, D. B. (1984). Learning how to learn. Cambridge: Cambridge University Press.

Nursing Diagnoses 2015-17: Definitions and Classification by NANDA International August 2014, ©2014, Wiley-Blackwell

Rosalinda Alfaro-LeFevre (2016). Critical Thinking, Clinical reasoning, and clinical judgment : A Practical approach. 6th Edition. Newyork. Pearson

Rubenfeld, M. G., & Scheffer, B. K. (2014). Critical thinking tactics for nurses. Jones & Bartlett Publishers.

Schuster, P. M. (2006). Concept Mapping: Critical-Thinking Approach to Care Planning, 2nd edition. F.A. Davis Company.

Schuster, P. M. (2013). Concept Mapping: Critical-Thinking Approach to Care Planning. F.A. Davis Company.

Schuster, P. M. (2013). 임상간호 실습을 위한 Concept mapping. 박영숙 역. 서울: 예당북스

Taylor, L. A., & Marguerite, L. K. (2011). Concept mapping: A distinctive educational approach to foster critical thinking. Nurse Educator, 36(2), 84-88.

Tracy Levett–Jones(2013). Clinical Reasoning: Learning to Think Like a Nurse, Austrailia, Pearson

Victor–Chmil, J. (2013). Critical thinking versus clinical reasoning versus clinical judgment: Differential diagnosis. Nurse educator, 38(1), 34–36.

Index

찾아보기

공저자 소개

■ **이 윤 정** 서울여자간호대학교 교수

■ **김 윤 수** 서울여자간호대학교 교수

■ **김 혜 원** 국군간호사관학교 교수

■ **장 희 경** 경상대학교 간호대학 교수

간호대학생을 위한 **임상적 추론** 값 17,000원

2017년 8월 5일 제1판 인쇄
2017년 8월 10일 제1판 발행

공저자 : 이윤정 · 김윤수 · 김혜원 · 장희경
발행인 : 주 영 일
발행처 : **계 축 문 화 사**

서울특별시 종로구 통일로12길 16-17
우편번호 : 03029
TEL : 735-2257 · 738-9746
FAX : 723-9025
E-mail : gyechuk@hanmail.net
홈페이지 : http://gyechuk.co.kr
1973. 10. 31 등록번호 제300-1973-8호
ISBN 978-89-5629-475-9 93510